Jacques Streby

Dernières Nouvelles des dieux

Edilivre

Dernière nouvelle du déluge

I

Il était une fois un homme vertueux qui vivait en Basse Mésopotamie, au pays de Sumer, où les deux grands fleuves prennent le temps de se connaître avant de rejoindre l'eau salée.

Il savait écrire son nom sur les tablettes et ceux de toutes les plantes, de tous les animaux du désert et des marais. C'est ce qui le distinguait des habitants de son village. Mais on lui reconnaissait avant tout une honnêteté scrupuleuse et une modestie sans apprêt. Sa femme lui avait donné quatre enfants, qui avaient tous survécu aux malédictions du premier âge. Ses voisins disaient qu'il était béni des dieux. A cette époque les dieux supérieurs et inférieurs avaient la bénédiction facile, à défaut d'être durable.

Comme il était un habile pêcheur et possédait trente dattiers, sa famille n'avait jamais eu à souffrir de la disette. Il vendait régulièrement du poisson dans la ville de Lagash qui dominait le plat pays avec ses palais de briques, ses temples de briques, et un labyrinthe de maisons en terre. Il avait marié ses filles à deux citadins, dont l'un était scribe et l'autre géomètre. Les demoiselles avaient quitté sans regret le logis de roseaux et quand elles revenaient voir leurs parents, elles s'arrangeaient pour faire tinter leurs colliers, leurs bracelets et les chaînes de cuivre qui encerclaient leurs pieds. Les deux fils du vertueux pêcheur avaient préféré vivre comme leur père. Et eux aussi ils avaient l'art de remplir leurs filets et leurs nasses, si bien que lorsqu'ils prirent femme et engendrèrent à leur tour, ils assuraient la subsistance de leurs familles.

C'est pourquoi Atraki, le pêcheur subtil, vieillissait sereinement. Quand il allait dans les marais dans son petit coracle, il aimait observer les oiseaux, les aigrettes blanches, les hérons fardés, les cormorans, les pélicans cérémonieux, les canards à collier, et toute la bande des passereaux, qui gazouillaient et s'ébrouaient dans les joncs, hauts comme quatre hommes et si denses qu'en les frôlant il sentait la fraîcheur de leur ombre.

Il avait laissé à ses fils l'entretien des dattiers et la récolte, à laquelle participaient dans l'allégresse ses petits-enfants ; il surveillait juste l'écoulement des canaux qui irriguaient aussi les parcelles de lentilles, d'orge et de fèveroles. Puis il admirait les palmes qui obéissaient aux inflexions du vent, non pas servilement comme les feuillages des saules, mais avec une royale lenteur.Des guêpiers croisaient toujours au-dessus de la palmeraie. Il lui semblait que leurs pépiements, alors que l'azur était incendié, traduisaient le bonheur du soleil. Au pied des troncs, sinon de chaque palmier, du moins de beaucoup, habitaient des lézards, longs comme la main, à la fois gris et verts, avec des flancs rayés. Depuis le temps qu'Atraki visitait sa plantation, les lézards avaient appris à ne plus le craindre. S'il ne pouvait les toucher sans provoquer leur fuite, il avait tout loisir de les regarder, quand ils montaient doucement, suspendaient leur progression et tout à coup happaient une mouche.

Quelquefois Atraki poussait ses inspections jusqu'aux limites du désert, le domaine des chacals. D'ailleurs les chacals étaient des visiteurs nocturnes qui rôdaient dans le village, et à qui il abandonnait régulièrement les ventrailles des poissons destinés à la salaison. Son amour des bêtes sauvages s'étendait aux serpents, dont il avait repéré dix-huit espèces dans la pierraille et les touffes de séguizule, de la vipère cornue, si venimeuse, jusqu'à l'inoffensif kiru-chinat. En revanche il détestait les scorpions. Leurdémarche cauteleuse, leurs postures agressives, l'aiguillon renflé qu'ils promenaient au bout de leur queue lui répugnaient. Il les aurait volontiers rayés des créatures vivantes, si nombreuses dans le désert mal nommé.

Atraki avait croisé à plusieurs reprises la piste des lynx, des caracals, des guépards. Il avait aperçu les troupeaux des ânes sauvages, qui semblaient flotter et se diluer dans les brumes de chaleur. Il avait effrayé des gazelles, couleur de poussière, des outardes chamarrées d'ocre et de rouille. Et, au moins une fois, il avait entendu rugir un lion, ce que sa femme n'avait pas voulu croire.

A soixante ans Atraki était le doyen de son village et sa parole était d'ordinairerespectée. Mais sa femme, aussi vieille que lui, faisait la part des choses, quand il racontait ce qu'il avait vu, senti, entendu. Elle pensait que son mari avait le don d'amplifier la plus petite observation et de donner un sens singulier aux rencontres insignifiantes. Elle disait en souriant, que son homme faisait d'un épervier un aigle, d'une cigale une déité amoureuse, d'un tourbillon de sable la course d'un dieu.

*
* *

Un soir, le douzième du mois de, alors que le ciel était clair, clouté d'étoiles, un vent s'éleva sur les marais, un vent du sud qui dressait des vagues à la surface des canaux et rebroussait les flots de tous les membres des fleuves. Atraki craignait une tempête et cherchait à l'horizon, du côté de la mer, un rempart de nuages. Mais l'horizon était nu, à peine laiteux et vers le nord la nuit déployait son obscure transparence. Cependant le vent fraîchissait. Les palmiers brassaient l'ombre. Des oiseaux quittèrent leurs abris dans les roselières. Sans bruit ils circulaient aveuglément, se heurtaient quelquefois, montaient et chutaient, comme des lambeaux de tissus, des chiffes sombres, jetées au hasard.

Atraki voulut vérifier si ses moutons (en fait ils appartenaient depuis longtemps à ses fils) étaient bien rassemblés dans leur enclos. Le troupeau comprenait quarante têtes. Vingt brebis avaient donné naissance à seize agneaux, qui se tassaient dans les pattes de leur mère. Quatre béliers, au nez camus, nommés Est, Ouest, Nord et Sud, se partageaient les femelles à force de combats ou de simulacres de combat. Les béliers, les brebis, les agneaux, chacun avec leur tessiture jetaient des bêlements dont les notes prolongées de lamentation, rauques ou aigres avaient de quoi exaspérer le plus patient des bergers.

Atraki les admonesta et très vite ils retrouvèrent leur calme, tandis que le vent secouait la palissade. Il s'en approcha. Elle avait résisté à bien d'autres rafales. Elle résisterait à celles-ci, malgré l'ébranlement de la structure.

Or une voix sortit des roseaux entrelacés, sifflante et douce à la fois :

« Atraki ! Atraki le pêcheur ! Atraki l'ami des bêtes !

Enki t'a choisi entre tous les habitants de Sumer.

Toi Atraki ! Tu feras ses volontés.

Bientôt le ciel se drapera de nuées, denses et sombres comme la vase.

Des pluies accableront le pays de Sumer.

Akkad, Elam, les montagnes du levant, les steppes du couchant, ne seront pas épargnés.

Enki ouvrira ses fontaines souterraines.

Les fleuves grandiront et s'uniront, au point qu'on ne verra plus

Ni leurs chenaux ni les bords de leur confluence.

Et ils jetteront devant la mer, une autre mer couleur de limon.

Tout ce que la terre porte disparaîtra sous les eaux.

Ton village sera englouti.

Lagash, Ur, Eridu, Nippur, et autres cités qui grouillent d'habitants bavards

Se tairont sous la chape des flots.

Les plantes, les animaux seront noyés.

Les hommes des plaines seront noyés et ceux qui s'accrocheront aux sommets.

Mais Enki t'a choisi. Je parle en son nom.

Détruis ta maison ; rejette la propriété et sauve la vie !

Tu construiras un bateau avec ta famille.

Tu bâtirasun grand coracle.

Voici les mesures que tu respecteras. »

La voix brusquement devint un murmure inaudible. Atraki tendit l'oreille, sans douter une seconde que le discours de la palissade se poursuivait. Il s'écria :

« Palissade, ô palissade, je ne te comprends plus ! ». Puis il s'agenouilla, se prosterna, tendit des mains suppliantes vers les claies de roseau. Dans son âme l'effroi et la stupeur n'avaient pas étouffé la curiosité, une curiosité si ardente qu'il ne pouvait la comparer qu'à la montée du plaisir.

« Palissade, ô palissade, je t'écoute, je servirai Enki, j'accomplirai le moindre de ses desseins. »

Et la paroi forma à nouveau des phrases intelligibles, quoiqu'insensées.

*

* *

Lorsqu'il rentra chez lui, sa femme dormait. Il s'allongea près d'elle. Il savait qu'il ne trouverait pas le sommeil de sitôt. Qu'il ferme ou qu'il ouvre les yeux, il sentait que sa conscience brûlait comme une torche. Les paroles d'Enki alimentaient la flamme. Pourtant il restait attentif aux petits bruits de la maison, aux geckos qui se faufilaient dans la toiture, au frottement des éclisses de roseau, à la respiration de sa femme, dont le souffle habitait l'obscurité d'une légère modulation. Le dieu des eaux douces lui avait donné des ordres. Il ne comprenait pas pourquoi il était lui, Atraki, chargé de les remplir et en même temps il se réjouissait d'être le serviteur entre tous les serviteurs.

Ainsi la joie qui transcende les raisons balançait en lui beaucoup d'angoisse. Et l'angoisse appartenait à la joie, lui donnait une structure, supportait son élan. De toutes les tâches qui lui incombaient, la construction du bateau, étrangère à ses capacités usuelles, lui semblait un défi redoutable. Mais le Dieu l'avait dit : il mettrait à contribution ses fils, ses gendres, les plus âgés de ses petits-enfants. En revanche il ne pourrait demander de l'aide à ses voisins, au charpentier par exemple, puisqu'ils étaient voués à périr dans l'inondation. Atraki ne supporterait pas de les utiliser, et d'assister depuis son coracle, à leurs efforts inutiles pour échapper à la violence des flots.

Enki avait annoncé la mort. Ils allaient tous périr, tous ! Les gens d'ici et les fiers habitants des villes, ceux d'Ur, de Lagash, d'Eridu, de Nippur et les Elamites, les Akkadiens, les Eblaïtes et d'autres, tellement d'autres qui appartenaient à des peuples dont il n'avait pas conscience. Furtivement Atraki se demandait s'il n'aurait pas préféré disparaître lui aussi. Après le déluge comment vivrait-il sur une terre dépeuplée, où tant de cadavres pourriraient sous l'entassement des alluvions ? Comment vivraient-il lui et les siens, avec le soutien d'Enki assurément, mais dans une invraisemblable solitude ? Et combien de temps faudrait-il pour que les descendants de ses descendants rebâtissent ne serait-ce qu'un village, un petit nid d'humanité ?

Le lendemain matin il se leva avant sa femme. Pas un instant il ne songea qu'il eût rêvé. La voix d'Enki l'emplissait d'une rumeur dont ressortaient des mots vifs et brillants comme des grèbes après leur plongée. Il s'installa sur le seuil de sa maison. L'air était immobile. Les moucherons seuls l'animaient de leurs fumerolles dansantes. Un agneau pleurnichait dans l'enclos. Puis ayant trouvé le pis de sa mère, il se tut. Et le silence reprit la forme de l'espace.

Il ne l'entendit pas approcher : Bittuti lui prit la main.

« Tu as beaucoup parlé dans ton sommeil.

– Mais j'ai si peu dormi !

– Et tu as parlé du dieu des eaux, de la crue des fleuves, d'une tempête. Tu as dû faire des cauchemars.

– Non, je n'ai pas rêvé.

– Tu n'as pas dormi, tu n'as pas rêvé et moi j'ai rêvé que tu parlais d'Enki…

– Bittuti, écoute-moi

– Je rêve encore.

– Ne plaisante pas ! Ecoute-moi ! Hier au soir, quand le vent s'est levé et ébranlait nos murs et les parois de l'enclos, Enki s'est adressé à moi.

– Il est si naturel que les Dieux s'occupent d'un vieux pêcheur !

– Ne te moque pas de moi, je t'en conjure. Le discours du Dieu est sorti de la palissade. Bientôt des orages vomiront des cataractes sur le monde. L'inondation n'épargnera ni les marais, ni les cultures, ni les habitations. Mais Enki a décidé de nous sauver, toi, moi, nos enfants, nos belles-filles, nos gendres, les petits. Ecoute-moi ! Nous bâtirons un bateau, d'un diamètre inusité. Dès demain il faudra couper des joncs, faire des cordes en fibre de palmier, choisir des arbres aux branches solides pour les membrures et les épontilles. Il faudra bâtir des fours, où le bitume s'amollira comme cire. Il faudra fabriquer des seaux et des rouleaux pour l'étendre.

– Il faudra ! Il faudra ! Mais qui fera tout cela ? Toi ? Toi qui te blesses dès qu'il s'agit de monter ensemble deux pièces de bois ?

– Nos fils, nos filles, leurs femmes, leurs maris…

– Parce que tu penses que nos gendres vont accepter de quitter Lagash et se mettre à tes ordres ! Tu délires Atraki. Les démons ont dû se jouer de toi cette nuit. Ce n'est pas Enki qui t'a approché, mais des Asakkus, des morts épris de vengeance !

– Tais-toi ! N'évoque pas les noms mauvais ! Je suis sûr que le dieu des eaux viendra sous peu et à sa manière te convaincre ! »

Alors Bittuti se mit à pleurer. Atraki la regarda, interdit. Puis il se reprocha de songer aux pluies annoncées. Puis il serra sa femme contre lui, caressa ses joues, ses cheveux, où le gris et le blanc se faufilaient dans la trame du noir.

– Tu m'as toujours fait confiance. N'aie pas peur : je ne suis pas fou. Ce que je te dis est difficile à admettre, impossible à croire pour le commun. Mais toi, tu es unique et tu es la seule qui puisse me comprendre et accepter qu'un Dieu m'ait donné une mission, qui n'a pas eu d'exemple dans l'histoire du monde.

– Nos enfants et nos petits-enfants seront sauvés, s'ils montent dans ton bateau ?

– Sauvés ! Et tous les animaux seront sauvés avec eux.

– Tous les animaux ! Comment ça tous les animaux ! Tu comptes embarquer tous les animaux ? Mais mon pauvre mari, il faudrait un bateau grand comme une ville !

– Voici ce que le Dieu des eaux douces, le Seigneur Enki, m'a révélé :

« Pendant que tes fils et leurs fils bâtiront le coracle, tu rassembleras autant de tablettes d'argile qu'il te sera possible. Et tu écriras le nom de toutes les bêtes de ta connaissance et de bien d'autres que je te soufflerai. Tu écriras le nom du mâle et de la femelle. Tu les écriras côte à côte. Si tu hésites, tu demanderas à ton gendre le scribe de guider ta main. Les oiseaux, les porteurs de mamelles, les fauves, les broutants, les serpents, les lézards, les tortues, les mouches, les libellules, les abeilles, les insectes innombrables, les escargots, les vers, de tous tu noteras leur nom. Tu transporteras les tablettes dans le coracle. Tu les rangeras sous le pont supérieur dans des casiers enduits de bitume. Et tu voyageras avec cette collection. Un jour les eaux dressées sur le monde, baisseront. Et quand tu accosteras au lieu que j'aurai choisi… »

Je ne peux t'en dire plus Bittuti. Je t'aime. Fais-moi confiance. »

II

– Grand père ! Tu as déjà écrit combien de tablettes ?

– Dix fois soixante.

– Dix fois soixante ! Je te crois pas.

– Mais ton oncle de Lagash m'a bien aidé.

– Et tu as commencé par quels animaux ?

– Ceux que j'aime le plus : les oiseaux et les insectes volants.

– Et les poissons ? Je croyais que tu aimais bien les poissons.

– Mon ablette, les poissons n'ont pas besoin de nous, quand la terre aura disparu sous les eaux !

– Et mon amie VVV elle pourra venir ave nous ?

– Je te l'ai déjà dit. C'est impossible.

– C'est injuste !

– Chut ! Ne calomnie pas le Seigneur Enki ! »

L'ablette était la plus jeune des petits-enfants d'Atraki. Et elle avait comme de juste sa préférence. La fillette observait son grand père, étonné que depuis des jours et des jours, inlassablement, il trace des signes sur l'argile, sans presque jamais les effacer d'un revers de sa main. Sa grand-mère venait de temps à autre lui apporter de l'eau et parfois de la bière. L'ablette en profitait pour questionner. Elle avait été très contente de voir arriver au village ses cousins de Lagash. L'installation de deux familles avait provoqué des tensions entre les adultes mais permis aux enfants les plus jeunes de renouveler leurs jeux. On les employait cependant à quelques opérations. L'ablette était très fière de disposer soigneusement les tablettes du grand-père pour le séchage, non pas en plein soleil mais à l'ombre de claies. Parfois elle rejoignait le chantier, où s'activaient son père, son oncle, ses deux frères aînés, et même les maris de ses tantes. Ceux-ci étaient moins assidus mais leurs jolies mains avaient vite porté, après les ampoules, des cals.

Beaucoup d'arbres avaient été abattus et dans la palmeraie une rangée entière manquait. Les femmes, y compris sa grand-mère, de loin la plus dure à la tâche, avaient coupé au bord du marais quantité de roseaux. Lorsqu'ils les avaient rassemblés et dressés en bottes, l'ablette et ses cousins avaient joué à cache-cache dans ce taillis qui sentait si bon. Et le soir beaucoup d'oiseaux y trouvaient refuge.

Une vaste parcelle avait été désherbée, au point que le sol nu s'étendait comme une aire de battage, sur laquelle on aurait pu séparer la paille du grain d'orge, pour trente paysans. C'est là qu'un jour avec une gravité dont il n'avait pas coutume le grand-père, aidé du géomètre, traça un cercle d'un sixième d'iku.

Après cette opération des arceaux, d'un nindan de longavaient été posés et entrecroisés, de puis le bord du cercle jusqu'au centre. Et peu à peu ces membrures quise crochetaient les unes aux autres avaient dessiné l'armature d'un panier, dont le fond pouvait recevoir un plancher, à calfater soigneusement.

Pendant que les hommes débitaient, calibraient, ajustaient le bois, les femmes préparaient les cordes en fibre de palmier. Les épaisses torsades étaient surpiquées par un laçage en spirale et elles s'allongeaient, s'enroulaient, s'accumulaient, comme si tous les serpents du delta cherchaient à étouffer la famille d'Atraki.

Le fils aîné avait choisi de s'occuper du bitume. Et il avait interdit aux enfants d'approcher des fourneaux. L'aspect, l'odeur, la couleur de cette boue infernale auraient dû suffire à les en écarter. Mais ils étaient fort tentés de venir humer au plus près, de sentir la chaleur, d'entendre les bouillonnements, quitte à pousser des cris de dégoût et à battre en retraite, comme si mille diables les poursuivaient…

« Grand père, c'est quoi la bête que tu écris ?

– C'est une bête qui vit loin d'ici. Elle est énorme. Au moins aussi grosse que trois taureaux Son nez est comme un tentacule et elle a des dents qui sortent de la bouche.

– Tu me dis n'importe quoi !

– Non, non je t'assure. Ce n'est pas un monstre qui sort de mon imagination. La bête existe bel et bien.

– Mais comment tu la connais ?

– En fait je ne la connais que de nom et d'après la description qui m'en a été faite.

– Mais si tu écris le mot d'une bête que tu n'as jamais vue, tu peux écrire le nom de mon amie VVV ?

– Je peux l'écrire, mon ablette, je peux l'écrire. Tiens, donne-moi une tablette toute neuve et prend un nouveau calame ; oui, par exemple celui-ci qui est bien taillé. Tu vois : je m'applique. Les caractères sont nets, comme les traces des moineaux dans la boue. Nous emporterons le nom de ton amie avec nous.

– C'est dans longtemps que nous allons partir ?

– Longtemps pour une petite fille, assez vite pour moi ; tu sais la construction du bateau n'est pas achevée. Il reste à enrouler les cordes sur les membrures et tresser d'autres cordes sur le plancher. Puis...

– Et nous aurons une maison sur le bateau ? Il faut une grande maison, parce que mon frère a bien compté : nous serons vingt-quatre à habiter là-dedans. Et les provisions, on va les mettre où ?

– Rassure-toi. Tout est prévu. Et puis nous ne sommes pas seuls. Il y a des choses que je ne peux pas t'expliquer. Nous avons un allié puissant.

– Le roi de Lagash ?

– Non, le roi de Lagash ne peut rien pour nous et rien pour lui d'ailleurs.

– Alors à quoi ça lui sert d'être roi ?

– Dans certaines circonstances il vaut mieux être pêcheur que souverain. »

*

* *

Enlil a décidé de détruire le monde. Le dieu du ciel et du vent court chercher en Inde les nuages d'une terrible mousson. Sur le pays de Lagash, au jour où doit se lever la première tempête, le matin est d'une pureté radieuse. Mais alors que l'azur brille encore de son éclat d'émail, des oiseaux par milliers et peut être par millions, fuient vers le nord et le couchant. Les étourneaux, les pinsons, les martinets se mêlent aux oies, aux cigognes, aux aigrettes. Les mésanges, les guêpiers, les tourterelles, volent avec les buses, les ibis, les vautours. Les moineaux, les canards, les hérons, côtoient les éperviers, les milans, les pygargues. Et aucun cri ne sort de cette émigration massive.

Puis les rats et les souris quittent les maisons, les greniers, les meules de paille. Ils forment de longues lanières grises. Puis on voit des serpents courir sur leur quelquefois si précipitamment que leur corps n'ondule presque pas. Puis toutes les bêtes enfermées se ruent contre les palissades de leurs clos. En plus d'un endroit des bœufs écrasent dans leur charge des enfants ; partout les moutons grimpent sur le dos des plus faibles, pour défoncer plus vite les barrières.

Alors Atraki ordonne de charger dans le coracle toutes les tablettes. Les petits-enfants sont réquisitionnés ; ils se précipitent et prennent ce qui leur tombe sous la main. Atraki laisse faire et sourit même de ce déménagement sans méthode. Bittuti essaie de calmer les enfants et de discipliner leurs allers-retours. Son mari l'en dissuade, car pour lui l'ordre des tablettes n'a pas de véritable importance. Ainsi le guépard côtoie-t-il la mouche bleue, le lézard palmiste l'aigle pêcheur, le campagnol roux, la buse, le mouflon des hauts-plateaux iraniens la libellule smaragdine…

Le chargement est terminé à midi. Alors la nuit épouse l'horizon. Vers le sud une muraille noire et violine enfle, monte, s'élargit. Un temps le soleil hisse sur ses créneaux des banderoles très blanches. Puis les nuages l'enferment. Avant que l'obscurité n'ait rebâti entièrement la voûte du ciel, le vent assène ses premières rafales. Les roseaux eux-mêmes souffrent. Dans les palmeraies le désordre des palmes est tel, que l'orage semble venir de toutes les directions. Au village certains habitants accueillent les premières gouttes avec soulagement, parce qu'ils croient que la tempête va vider ses forces. Et la tempête se poursuit avec des pluies inlassables. Quand la nuit véritable enveloppe le pays de Sumer les averses piétinent la terre, criblent les fleuves et les marais et passent, telles des hordes barbares, à travers toutes les cités.

Le lendemain matin n'est que bouillie de cendre ; il pleut toujours ; et il pleut tout le jour. Une herse liquide enferme l'espace. Les flaques boueuses ont tôt fait de se rejoindre. La moindre déclivité produit des courants. Des ruisseaux et des rivières cherchent une issue dans les marais. Déjà les fleuves sont gros et leurs bras multiples prennent chacun tant d'épaisseur que des petites îles coiffées de tamaris disparaissent et que les grandes terres des cultures se réduisent à des rubans.

C'est alors qu'Atraki devient l'objet d'une vénération nouvelle. Et quand il donne l'ordre à toute sa famille de monter dans le coracle, chacun s'empresse de lui obéir. Les belles-filles et les gendres ont reçu l'autorisation d'inviter leurs parents. Mais le père et la mère d'un des gendres refusent, car l'inondation touche à peine le mur d'enceinte de Lagash. Quant aux voisins d'Atraki, dont les moqueries avaient accompagné les chantiers, ils partent dans le désert, là où les fleuves – ils en sont persuadés – ne les rattraperont pas.

Avant de s'enfermer dans son bateau Atraki prend le temps d'observer cet exode. Quelques vieillards, trois femmes enceintes sont transportés à dos d'âne. Tous les autres marchent derrière leurs moutons, dont les troupeaux comme les bras de la crue tendent à se rejoindre. Certains hommes saluent Atraki et lui adressent des sourires narquois. Certaines femmes font au contraire des gestes de malédiction, car elles l'accusent d'être responsable du déluge. En effet, malgré les ordres qu'il a multipliés, Atraki n'a pu empêcher qu'une de ses belles-filles parle à ses voisines, qui n'ont pas tardé à lui demander pourquoi elle venait s'installer au village. Et ces révélations ont suscité un certain émoi.

Au troisième jour l'arche ronde d'Atraki, entourée d'eau, part à la dérive. Tous les hommes s'efforcent de l'éloigner des palmiers, dont les cimes pointent encore ici et là. Puis ils l'abandonnent au gré des courants. Quelquefois ils croisent d'autres bateaux, des coracles trop remplis dont la ligne de flottaison s'approche dangereusement de la surface.

– Ils vont chavirer, s'exclame Bittuti. Il faut leur porter secours.

– C'est impossible : si nous recueillons ceux-là, d'autres nous supplieront de monter à bord. Et nous ferons naufrage.

Atraki est soulagé d'entendre son fils aîné ramener sa mère à la raison.

Du côté de Lagash ils voient des gens massés sur la terrasse supérieure des temples. D'autres garnissent les murs d'enceinte. Il semble que ceux-là aient vu le bateau. Des bras s'agitent. Des cris s'échappent sans doute. Mais à leur vif soulagement le vent les éloigne de la ville. Dans la soirée un ruissellement d'éclairs irrigue le ciel. Il semble que l'arche vogue sur les grondements du tonnerre.

– Grand père est-ce que la foudre peut détruire notre bateau ?

– Mon ablette tout est à craindre. Mais il faut croire en notre salut.

– Maman dit que ce serait un miracle, si nous survivons.

– Nous sommes encore en vie : c'est déjà un miracle. Et nous allons prier le Seigneur Enki de faire pour nous d'autres merveilles.

Au quatrième jour, il ne reste rien de visible au pays de Sumer ; le déluge a effacé le visage de ces contrées si riches, si peuplées, si entreprenantes. Le réseau des villes n'a pas mieux résisté à l'inondation que les cultures quadrillées de canaux. Les marais ont disparu dans les profondeurs. Le Tigre et l'Euphrate sont devenus des fleuves sous-marins.

Atraki interdit à tous les enfants d'aller sur le pont. En effet, aussi loin que le regard porte, des cadavres flottent parmi les débris moins identifiables. Il y a des ânes gonflés comme des sacs de grain, des moutons où des myriades de mouches se collent et des hommes, parfois nus, parfois entortillés de tissus. A plusieurs reprises l'Arche en tournoyant rencontre des flottilles de morts rassemblés par le jeu des vagues. La pluie crible les corps dans un bruit mat. Quelques mouettes y cherchent leur pitance. De temps en temps la masse est ébranlée, secouée : les créatures aquatiques profitent aussi et plus durablement de cette ressource…

A l'intérieur de l'arche une obsession s'empare des

passagers : conserver, préparer, distribuer les aliments. Bittuti surveille ses filles et ses brus afin qu'elles ne prélèvent que le nécessaire. Mais l'estimation du nécessaire est l'objet de négociations, de réclamations, de remontrances.

Le menu pourtant n'a aucune variété. Les dattes succèdent aux dattes, les galettes d'orge, cuites avant l'inondation, aux galettes d'orge et les poissons séchés aux poissons séchés.Quand la première fois des figues sont servies, les enfants tapent des mains. Puis au retour des figues ils font grise mine. Chaque famille a son petit logis dans le dédale des épontilles. Atraki et sa femme habitent la maison qui coiffe l'arche. Et c'est un douteux privilège parce que le toit n'est pas complètement étanche.

La pluie s'obstine. Entre le ciel bas et l'eau qui paraît secouée de spasmes les précipitations jettent une tenture sombre, où les fils ne sont pas tissés. La pénombre angoisse les passagers. Atraki doit subir les questions des adultes et des petits.

On ne doute plus qu'il ait reçu un message divin. Bien au contraire. On lui demande d'expliquer la colère des dieux. Il a beau répéter qu'il n'a reçu que de courtes indications, il est sommé de produire un récit cohérent, détaillé et le moins effrayant possible. Il se livre à l'exercice de bon cœur, car il comprend que les esprits doivent être occupés.

« Vous savez qu'au commencement seuls les Dieux existaient. Les Dieux d'en haut se partageaient le monde et chacun d'eux avait ses attributions : la lune, le soleil, l'air, les eaux douces, la mer, le terre, l'amour.

– Mais mon père, à quoi servait l'amour, alors que l'humanité n'était pas même un songe ?

– L'amour servait de lien entre les Dieux. Mais si tu

veux bien, mon fils, je reprends. Les Dieux d'en haut avaient à leur service les dieux d'en bas, parce qu'ils ne pouvaient assumer toutes leurs tâches. Enki par exemple, le grand seigneur des eaux douces, devait vérifier les nappes souterraines, libérer les sources, réguler le cours des fleuves, distribuer les pluies, remplir quelquefois les oueds du désert, purger les marais du sel, contrôler la fertilité des limons. Toute une bande de divinités secondaires travaillaient pour lui. Ce sont elles qui ont creusé les premiers canaux du Delta, qui ont élevé des digues le long du Tigre, qui ont entouré de lauriers roses aux limites des sables les points d'eau, où les gazelles et les gangas s'abreuvent.

Mais un jour (qui a peut-être duré cent mille ans) les dieux inférieurs, les Annunakis se révoltèrent. Ils avaient trop de charges et plus grave ils souffraient d'un manque de considération. Chose inouïe sur terre et dans le ciel ils cessèrent de travailler. Les Dieux d'en haut étaient désemparés. Gérer le monde leur parut impossible. Des disputes éclatèrent entre eux. Des meurtres se préparaient parmi les immortels !

Alors Enki proposa de créer une nouvelle race, un peuple tout entier au service des Dieux. Il façonna dans la fine argile des créatures à la ressemblance des dieux inférieurs. Comme il était habile de ses mains l'illusion était parfaite.

– C'est donc Enki le créateur des hommes ?

– Et des femmes !

– C'est lui et voilà pourquoi il veut sauver aujourd'hui quelques rejetons de son œuvre.

– En détruisant le monde. Je ne comprends pas.

– Et moi non plus !

– Laissez-moi vous expliquer. Les Dieux furent très satisfaits de l'initiative d'Enki. Les hommes accomplirent vite toutes les corvées dont les Annunakis étaient chargés. En quelques générations le delta fut mis en valeur. Ici des marais furent assainis ; là des rigoles permirent d'arroser ponctuellement des parcelles. Les récoltes d'orge nourrirent des familles de plus en plus nombreuses. Des bêtes furent domestiquées : la chèvre, le mouton, l'hémione, le buffle. Comme Enki avait pris soin de rendre les hommes mortels, pendant longtemps l'équilibre fut maintenu entre la nature et les besoins de la population. Et les Dieux d'en haut se congratulaient quand les chétives créatures rendaient hommage à leur toute puissance.

Mais la richesse de Sumer a causé la perte de Sumer. Vous savez que les villes se sont multipliées, que le nombre de leurs habitants a dépassé sensiblement celle du pays nourricier, que le commerce lointain s'est développé vers les îles du sud, les plaines akkadiennes du nord et même au levant avec des hommes sombres qui récoltent des graines aromatiques.

Ce sont les commerçants qui ont favorisé la culture du lin. Rappelez-vous : au printemps toutes les terres semblaient refléter le ciel. A Lagash pour tisser les fibres des centaines de femmes étaient à l'œuvre. Et chacune ou presque élevait cinq, six, voire dix enfants, ce que les gros marchands de textile approuvaient, car ils comptaient sur les commandes à venir et bien plus encore sur de nouvelles ouvrières.

Lagash a repoussé deux fois son enceinte. Uruk, Ur, Eridu, Girsou, Oumma, Zabalam, ont fait de même, pour accueillir le croît et le surcroît de leur population. Moi qui vous parle, quand j'allais à Lagash, le grouillement des gens, le concert de leurs voix, de leurs rires, de leurs injures, les cris des bêtes aussi, vendues sur les places, engorgeant les ruelles, et poussées vers les abattoirs, me donnait le tournis.

Et j'étais choqué de voir passer de riches entrepreneurs, aux cheveux oints d'huile de sésame, vêtus de robes plissées, et les mains frottées de myrrhe, à côté de mendiants, de femmes et d'enfants, qui semblaient grelotter dans leurs haillons alors que la chaleur enflammait les murs de briques.

– Alors les Dieux punissent les hommes, parce qu'ils étaient méchants.

– Non mon ablette, je ne crois pas ; ils veulent les détruire, parce qu'ils ne supportent plus leur vacarme et…

– Ils n'ont qu'à se boucher les oreilles.

– Tais-toi fillette : tu vas nous porter malheur !

– Tu as raison Bittuti. Mais je n'ai pasfini. Je crois que les Dieux ont peur des hommes, peur de leur multiplication, de leur impact sur le monde, de leurs actions sur la nature, peur de leur exigences, peur de leurs ambitions, peur de leur pouvoir de nuisance, peur de leur activité sans frein, peur de leur aptitude à construire, à fabriquer mais aussi à gaspiller, à corrompre, à détruire.

Seul Enki veut préserver notre race. Mais en me demandant de sauver les animaux, le Seigneur nous enjoint de retrouver parmi eux notre juste place. »

Le cinquième jour, dans la matinée, un ouragan fond sur l'arche. Il accourt du sud, tel un dragon qui crache du vent. Le coracle est emporté et de tourbillons en tourbillons escalade et dévale des montagnes liquides. La nuit n'apporte aucun répit. Comme une toupie lancée par un géant le bateau est poussé vers le nord à grande vitesse. Chacun se tait dans le ventre de l'arche. Les enfants roulent des yeux terrorisés et ne gémissent pas. Les hommes serrent les dents. Les malades s'éloignent, comme ils le peuvent, afin de cacher leurs vomissures. Mais l'obscurité semble s'épaissir de la puanteur.

Le sixième jour une certaine accalmie vient alléger les nuées et réduire les vagues. Atraki autorise les habitants de l'arche à venir sur le pont. Ils accourent malgré les embruns et la pluie sans doute moins violente mais toujours drue. Ils sont surpris de ne voir autour d'eux que la houle, que les plis de cette curieuse étoffe, qu'une mer déployée à l'infini. Les plus tenaces cherchent au bout de l'horizon la ligne noirâtre d'un rivage. En vain. Longtemps ils persistent, dans leurs vêtements détrempés. Et quand ils retournent à l'intérieur, ils tremblent de froid et de déception.

Atraki est de nouveau interrogé :

– Ça va durer combien de temps ce voyage ?

– Où allons-nous ?

– Le vent, il doit se calmer un jour quand même !

– Est-ce que le déluge a touché les contrées du nord ?

– Est-ce qu'il reste un territoire au-dessus des eaux ?

– Si on débarque dans un pays épargné, comment on va nous accueillir ?

– Nous n'avons pas d'armes pour nous défendre, si nous sommes attaqués !

– Et avec quoi nous allons vivre plus tard ? Nos provisions sont limitées !

– Nous avons des semences… Mais dans quelle terre on va les semer ?

– C'est bien beau d'échapper à l'inondation, si on doit

mourir de faim.

– Et il faudra nous dire comment on peut manger des bêtes en argile !

– Enki vous a sûrement expliqué, mon père, ce qui nous attend. »

Atraki laisse le feu des questions et des commentaires darder ses langues autour de lui. Le ton est véhément, voire insolent chez ses belles-filles. Il est d'abord tenté de leur rappeler qu'elles lui doivent la vie. Il connaît l'injustice des femmes, surtout quand elles sont mères et qu'elles craignent pour leurs enfants. Il songe à répondre point par point. Mais il préfère ne livrer qu'une information. Afin de lui donner un tour solennel il ouvre largement les bras et proclame :

« Demain nous accosterons ! »

*

* *

A la fin du septième jour, alors que dans la grisaille du soir une lueur nacrée laisse deviner la chute du soleil, un choc puissant ébranle l'arche. Les membrures craquent ; une déchirure au fond laisse rentrer des paquets d'eau. Tous les passagers sont renversés. Les cris précèdent les pleurs. Et les pleurs redoublent, quand certains enfants s'aperçoivent que leurs blessures saignent. Mais le bateau s'immobilise. Le niveau de l'eau à l'intérieur n'augmente plus. Bientôt même, dans un gargouillement de digestion, il baisse. Atraki, ses deux fils, ses deux gendres montent sur le pont. L'ablette se glisse entre leurs jambes. Une matière sombre et luisante entoure l'arche, avec des bosses et des méplats.

« Des rochers ! Ce sont des rochers ! crie le gendre

géomètre.

– Nous avons touché le sommet d'une montagne ! s'exclame le fils aîné.

– Oui mais de quelle montagne ? dit le fils cadet.

– Nous sommes, je crois, au nord-est de notre pays, avance le scribe

– Au nord-ouest, réplique le géomètre.

– Le voyage est fini, le voyage est fini, exulte l'ablette. »

Et, comme pour confirmer son espérance, le couchant se teinte de rose et d'orangé. Si le soleil ne montre pas encore son disque, sa présence n'est plus douteuse.

Tout le reste de l'équipage vient entourer Atraki. Ses filles baisent ses mains. Ses belles-filles s'agenouillent et embrassent le bord de sa tunique. Les uns continuent à se demander, quelle montagne leur sert maintenant d'appui. Beaucoup d'autres parmi les jeunes fixent leurs regards sur l'occident. Aucune chaleur n'émane des feux qui l'embrasent. Mais leurs esprits s'échauffent :

– Demain le soleil brillera !

– Les dieux n'ont plus de colère !

– Et nous vivons ! »

Atraki est content de la joie, du soulagement et des espoirs de sa famille. Il aimerait être tout à fait rassuré. Mais quand il sonde l'avenir, la perplexité le domine. Il s'en ouvre à sa femme, quand tous les siens sont endormis, tant bien que mal, car ils ne ressentent plus les mouvements du bateau.

« – Bittuti tu sais comme moi qu'une crue se gonfle plus vite qu'elle ne se retire. Et celle-ci a couvert le monde en sept jours. Quand lâchera-t-elle son emprise ? Dans sept jours les montagnes qui gisent en dessous auront peut-être émergé. Mais est-ce que nous devons pour autant quitter l'arche ? Quel moment choisir ? Comment savoir que la boue a fait un peu deplace à la terre ? Quand pourrons-nous semer ?

– Je ne te comprends plus. Tu as accordé une totale foi aux discours de ta palissade. Et tu as bien fait. Alors pourquoi te mets-tu à douter maintenant ? Je sais, je sais : au début je ne croyais pas à ton histoire. Et me voilà plus confiante que toi. Demain, après-demain nous aviserons. Et demain et après-demain et dans les jours qui suivent le Seigneur Enki nous portera, comme ton arche nous a portés, sains et saufs. »

III

– Mon ablette, j'ai besoin de ton aide.

– Pour faire quoi ?

– Je veux que tu m'aides à porter des tablettes à l'extérieur.

– Nous allons descendre du bateau ? Merci grand-père ! Quelles tablettes il faut prendre ?

– J'ai déjà choisi. Nous allons faire un essai tous les deux avec soixante tablettes.

– Tu as peur qu'elles soient mouillées. Tu veux les faire sécher ?

– Non rassure-toi : elles n'ont pas du tout souffert du voyage et de notre accostage brutal. Nous allons nous éloigner autant que possible de l'arche. Il y a une ligne de crêtes qui s'est bien dégagée. Nous allons la suivre. Prends tes sandales les plus solides et un bâton. Suis-moi !

Le patriarche et la petite fille, chacun portant des paniers remplis de tablettes, marchent lentement sur un terrain tantôt rugueux, tantôt boueux. Ils sont soulagés d'apercevoir sur les rochers des plages claires, là où le soleil a chassé l'humidité. Et le spectacle du ciel gonfle leur poitrine d'allégresse. Les nuages ont battu en retraite. Leurs armées ne tiennent plus qu'un segment de l'horizon. Quelques retardataires, comme blancs de frayeur, s'éparpillent en désordre. L'azur triomphe. Et c'est peut-être la première fois dans l'histoire du monde qu'il a cet éclat aussi doux que puissant.

Atraki invite sa petite fille à s'asseoir sur un bloc tout à fait sec. L'ablette obéit sans un mot, affamée de curiosité. Elle continue à se taire, alors que son grand-père, en clignant des yeux, observe le paysage. Des îles, comme celle où ils sont perchés, pointent de tout côté de la surface des eaux. Certaines forment déjà des archipels avec une orientation bien visible. D'autres ressemblent à des copeaux jetés au hasard. Un léger ressac dessine leurs franges. Et le bruit des vaguelettes qui se brisent est délicieux. Sous le soleil qui peu à peu dissipe la fraîcheur de l'air les flots se colorent. Le vert et le bleu marient leurs nuances. La mer du déluge s'étale enfin paisiblement.

« Nous allons commencer, mon ablette ! Vide ton panier. Aligne les tablettes sur trois rangées. Je vais faire la même chose. Il faudra trouver de la place. Regarde-ici : ce rocher est à peu près lisse et quasiment plat. »

L'ablette imite les gestes de son grand-père, qui sort les tessons d'argile un par un, les porte un par un, comme s'ils représentaient un trésor, les place en ménageant un espace régulier entre eux. Et elle attend. Atraki examine leur installation. Debout puis à genoux. D'une voix joyeuse il dit : « Celle-là ! » et il saisit une tablette semblable à toutes les autres. L'ablette est à peine surprise, quand elle l'entend invoquer le Seigneur des eaux douces. Elle se demande si le Dieu va apparaître et sous quelle forme. Elle l'imagine couvert d'écailles, argenté et noir, avec de gros yeux de carpe et une bouche ornée de barbillons. Mais Enki n'apparaît pas tandis que son grand-père lui adresse cette prière :

« Seigneur Enki,

Toi qui règnes sur les eaux profondes,

Toi qui as créé la race des hommes,

Toi qui as daigné parler à un vieux pêcheur,

Toi qui as sauvé ton serviteur et tous les membres de sa famille

Toi qui nous as préservés de la rage des tempêtes

Toi qui nous as portés sur des vagues criminelles

Toi qui nous as posés au sommet de la montagne,

Toi qui as su tenir tant de promesses

Par l'effet de ta puissance et de ta miséricorde,

Par ton haleine vivifiante,

Par tes mains invisibles,

Par ton génie créateur,

Par ton esprit aimant,

Redonne vie à l'animal dont je lirai le nom ! »

A peine Atraki a-t-il fini d'épeler les signes, que deux corbeaux se perchent l'un sur sa tête, l'autre sur son épaule. La petite fille est ébahie. Elle veut les toucher aussitôt. Comme elle est trop petite pour caresser leurs plumes brillantes, elle supplie son grand-père de s'accroupir, ce qu'il fait sans que les oiseaux manifestent la moindre inquiétude. Et quand la fillette effleure leur dos noir et bleuté, ils se contentent d'un petit mouvement du cou.

« Grand-père comment tu as fait ?

– Tu m'as entendu. Je n'ai rien fait. C'est l'œuvre du

Seigneur Enki.

– Mais pourquoi tu as choisi d'abord les corbeaux ?

– Ils vont bientôt s'envoler. S'ils reviennent vers nous, c'est que le monde n'est pas habitable.

– Mais alors tu vas pouvoir rendre la vie à toutes les bêtes qui sont écrites.

– Je te le répète : je me contente de suivre la volonté du Dieu.

– Mais alors ce Dieu, il pourra ressusciter mon amie ?

– Il le peut sûrement. Je ne sais pas s'il voudra le faire.

– Alors c'est un méchant !

– Calme-toi ! Nous essaierons demain. Je n'ai pas la tablette avec son nom. Nous allons revenir dans l'arche.

– Et les tablettes, on les laisse ?

– Non on les remporte avec nous. Vois-tu : j'ai eu tort de vous laisser ranger mes écritures en désordre. J'ai de la peine à trouver tel ou tel animal. Mais je suis assez content de la sélection que nous avons faite tous les deux. Tu as eu la main heureuse. Il y a des oiseaux. J'ai d'ailleurs préféré le corbeau à la colombe, parce que le corbeau est malin et que la colombe n'a pas beaucoup de cervelle. Allez viens ! Il faut que je raconte certaines choses à la famille. J'espère que les corbeaux ne reviendront pas demain. Et s'ils reviennent, je leur donnerai à manger puis je les enfermerai puis j'attendrai quelques jours avant de les lâcher. »

Le lendemain les corbeaux viennent se percher sur la maison d'Atraki au sommet de l'arche. Ils regardent avec une méfiance goguenarde les passagers qui les hèlent à grand bruit. Jamais corbeaux n'ont été salués par un tel enthousiasme. Atraki calme les grands et les petits en rappelant que s'ils sont retournés vers lui pour réclamer pitance, c'est que le monde n'offre rien de comestible et pas même des cadavres. En quelques paroles étrangères à toute langue le patriarche appelle les oiseaux. Il tire d'un repli de sa tunique une poignée de sésame. Il en remplit ses mains jointes en berceau. Le mâle et la femelle viennent tour à tour picorer le grain juchés en équilibre assez instable sur le poignet d'Atraki. Devant ce spectacle, alors que les enfants crient de plaisir, les adultes gardent un silence éberlué. Atraki demande un panier muni d'un couvercle : tous les enfants se disputent l'honneur de l'apporter. Les corbeaux ne se débattent nullement, lorsqu'ils sont placés dans leur cage. Ils sont aussi dociles que des pigeons saisis au nid.

Le lendemain à force d'insister l'ablette obtient de son grand-père qu'il s'occupe de la tablette où le nom de son amie est gravé. Atraki lance une nouvelle prière au Dieu des eaux douces :

« Seigneur des eaux profondes exauce ton serviteur !
Toi qui as créé les hommes
Toi qui as intercédé pour notre race
Toi qui nous as sauvés de la noyade
Toi qui nous as préservés du naufrage
Toi qui d'un souffle rend la vie à toutes les créatures
Exauce ton serviteur !
Redonne au nom que je vais lire
Le corps, le cœur et l'esprit d'une petite fille ! »

Atraki épelle le nom une fois, deux fois, trois fois. Tout à coup une biche apparaît blottie à ses pieds… L'ablette hurle :

« Tu t'es trompé grand-père ! Tu as mal lu ! Tu as mal

écrit ! Tu t'es trompé de tablette !

– Je ne me suis pas trompé et je pense que le Seigneur des eaux n'a pas voulu recréer un être humain.

– Mais ce n'est pas un être humain comme les autres : c'est mon amie !

– Il ne fera rien pour ton amie ; il a déjà fait beaucoup pour nous.

– C'est un mauvais dieu ; je le déteste ; je le déteste ; je ne t'aime plus grand-père !

– Il te pardonnera. Et moi je n'ai même pas besoin de te pardonner, parce que je sais bien que tu m'aimes. Viens ma petite fille ! Viens ! Viens caresser cette biche. Regarde là : elle se dresse sus ses pattes tremblantes, quand tu approches. Tu vois : elle aime le contact de tes mains. Tu l'entends : elle bêle comme si elle te demandait quelque chose. Elle doit avoir faim. Je vais encore prendre sur nos réserves de grain, en attendant que l'herbe pousse »

Le lendemain toute la famille descend de l'arche, s'égaille sur les rochers, constate que le niveau de l'eau a bien diminué, regarde les îles et les archipels de plus en plus nombreux, toujours grisâtres et nus hélas, débat une fois encore de la situation de ces montagnes, inspecte le ciel où le soleil redouble d'ardeur, prévoit une longue période de beau temps, suggère de démanteler l'arche, évalue les possibilités d'un campement, découvre la biche qui suit l'ablette comme une sœur, commente à mi-voix ce nouveau miracle, félicite Atraki pour sa puissance magique, lui demande de lâcher les corbeaux, lui propose de créer d'autres animaux, lui conseille de sacrifier la biche au Seigneur Enki et de garder les bons morceaux et le poursuit de tant d'exhortations, de remarques, de prières, de questions, qu'il les abandonne tous pour gagner d'un pas rapide, avec l'ablette et la biche sur ses talons, une crête émergée à mille nindans de l'arche, où il prend le ciel à témoin du bavardage incorrigible des hommes.

Quelques jours plus tard Atraki libère les corbeaux. Au lieu de tournoyer ils plongent vers le sud, où très vite ils ne sont plus que des signes indéchiffrables. Cependant Atraki devine qu'ils ne reviendront pas. Il attend le soir, un crépuscule tiède comme aux temps heureux de l'été sumérien, avant d'appeler sa petite tribu autour de lui. Et une main sur l'épaule de l'ablette, qui elle-même entoure de son bras le col gracieux de la biche, il parle :

« Les corbeaux ne sont pas revenus. Or tous les corbeaux cherchent un abri, quand l'ombre gagne. Je suis sûr que loin de nous ils ont trouvé de quoi manger et un lieu pour la nuitée. Nous partirons bientôt à la recherche de terres à travailler. L'arche nous fournira de quoi faire des traîneaux. Mais nous laisserons en place le plus gros de sa structure.

Dans trois mille ans peut-être nos très lointains enfants chercheront les débris de ce bateau, qui a sauvé la race humaine. Pour tirer les traîneaux nous aurons l'embarras du choix. Demain, dès l'aube, je lirai les tablettes. Je n'aurai pas trop de six journées pour, avec l'intervention du seigneur Enki, faire sortir de l'argile toutes les bêtes connues et bien des inconnues. Nous aurons des ânes, des chameaux, des vaches, qu'il sera aisé d'atteler. Je crois que nous pourrons compter aussi sur les antilopes, vous savez ces grandes antilopes couleur de sable, qui ont des cornes droites, noires et spiralées. Nous tenterons aussi de mettre sous le joug les ânes rayés qui habitaient dans les savanes du couchant.

Cependant je vous demande à tous, je dis bien à tous,

de rester à l'écart, quand les bêtes vont apparaître. Et je vous en conjure : ne vous offusquez pas de revoir celles que vous appelez nuisibles. Il y a dans mes tablettes un millier de serpents différents, des reptiles à l'énorme gueule, des dragons venimeux. Les mouches, les taons, les moustiques, les frelons, les guêpes, tous ces insectes qui vous agacent, vous mordent, vous piquent, prendront leur vol. Ne les maudissez-pas ! Réjouissez-vous de leur retour au monde ! Applaudissez leur essor comme celui des papillons, des libellules, des ascalaphes !

Je pense que vous retrouverez avec plaisir les oiseaux. Moi je vous le dis : ils m'ont manqué, tous, du vautour à l'hirondelle, du roitelet au pélican.

Quant aux fauves, méfiez-vous ! Un lion, une lionne qui ont dormi dans l'argile doivent avoir faim. Et l'hyène. Et le guépard. Ne craignez pas le loup : nous en ferons un chien. Mais n'approchez pas de l'ours, surtout si à l'appel de son nom il se montre d'emblée pataud, paisible et débonnaire.

Retenez bien ce que je vous allez entendre. Ce n'est pas moi seulement qui vous le dis. C'est le Seigneur Enki, le roi de l'Apsû, le maître des eaux douces, des lacs souterrains et des ruissellements, le bienveillant, le tout-puissant, l'inventif, le subtil, à qui deux fois l'homme doit sa vie.

Toutes les bêtes qui vont naître des entrailles de leur nom, toutes les écritures qui prendront du poil, de la corne, de la plume, de la chitine, de l'écaille, de la coquille, toutes ranimeront le monde. Le ver plat qui se faufile dans les racines des cressons, l'aigle pêcheur aux serres efficaces, le cloporte cuirassé de grisaille, le petit renard du désert dont les oreilles écoutent la nuit, le rat pilleur et malsain, le scorpion lui-même, que je n'aimerai jamais, tous doivent avoir une innombrable descendance.

Il y a les Dieux supérieurs, les Annunakis, les hommes. Et les animaux forment le quatrième degré, le socle énorme qui soutient les trois autres.

Si les petits enfants des petits-enfants de vos petits-enfants menacent l'existence d'une espèce, parce qu'ils croient avoir besoin de sa peau, de ses dents, de sa viande, si dans leur folie ils éliminent, sans même le savoir de multiples vivants, qu'ils redoutent la colère d'Enki, qu'ils craignent la montée des eaux, la destruction des villes, l'engloutissement des terres et la mort universelle ! »

Moses au pays de Madian

Les moutons et les chèvres, aux oreilles tombantes, entourent l'abreuvoir. J'ai vu les bêtes de loin quand elles ont coulé de la pente rocailleuse, suivis de leurs bergers débordés par le mouvement. Quand j'ai trouvé ce puits Râ brûlait au zénith. Mais je n'ai pas pu étancher ma soif, faute d'un récipient et d'une corde. Maintenant le soleil décline vers l'Egypte. L'ombre gagne la vallée, alors que la montagne reste ardente. Et je pourrai boire bientôt.

Les bêtes se bousculent. Les chèvres plus petites que les brebis se poussent les premières vers l'auge. Mais elles n'y grimpent pas, comme si elles évitaient de la salir. Quand arrivent enfin les bergers, fines silhouettes enveloppées d'un tissu rayé d'ocre et de gris, l'agitation est à son comble, au point que des agneaux sont culbutés. Ce sont des bergères. Sept bergères ! Je suis surpris. Quel est ce pays où les femmes mènent les troupeaux ?

Deux d'entre elles apportent une outre de peau et un long tortis en fibres. Elles comptent puiser l'eau à la force du poignet. Mais voici qu'un troupeau survient, composé de grands animaux bossus, au col élancé, aux genoux calleux. Les trois hommes qui les conduisent, prétendent se servir avant les femmes et à coup de bâtons commencent à écarter leurs bêtes. J'interviens. Personne ne m'avait remarqué jusque-là, car j'étais assis sous un tamaris. Je bénéficie ainsi de la surprise. Je crie :

« Honte sur vous ! Chiens ! »

Ils ne me comprennent pas ; j'utilise la langue de mon enfance. Mais ils voient ma colère et ils reculent.

Les grands animaux surtout sont effrayés, quand je m'avance sur eux, les bras levés et jetant des malédictions. Bientôt toute la troupe s'enfuit en désordre et leurs gardiens se précipitent dans leur sillage poussiéreux.

Les femmes m'entourent et me remercient. Je le devine à leurs sourires, à la mélodie de leurs voix, à leurs gestes de bénédiction. Elles me guident vers le puits et semblent se disputer l'honneur de tirer de l'eau pour moi. Je vide presque l'outre qu'elles me tendent et elles rient de voir des filets ruisseler sur mon cou et ma poitrine. Je dis étourdiment comme si elles maîtrisaient mon langage

« Vous me sauvez la vie ! Merci infiniment ! »

Et j'entends une voix flutée qui me répond :

« C'est nous qui te remercions l'Egyptien. Je suis Tsippora la fille de Jethro. Quand les bêtes auront bu leur saoul. Tu viendras avec nous. Mon père sera heureux de t'accueillir.

– Qui t'a enseigné la langue des deux terres ?

– Un soldat fugitif qui est venu se cacher dans nos montagnes. Il est mort aujourd'hui. Je garde en mémoire le peu qu'il m'a appris.

– Tsippora tu es trop modeste !

– Cessons de bavarder l'Egyptien. Mais dis-moi encore : quel est ton nom ?

– Moses.

– Moses ; celui qui a été engendré ?

– Si tu veux ; on dit aussi « sauvé des eaux ». Et toi tu m'as donné l'eau qui sauve. »

***

Je suis berger. J'ai appris ce métier avec Jethro. Je connais les mots qui arrêtent les brebis et ceux qui retiennent les chèvres dans leurs divagations. On me dit que j'ai l'art de commander et que ma voix a des inflexions qui touchent les bêtes. Je sais marcher à leur rythme, sans les apeurer et courir sur un large demi-cercle afin de les rameuter. Je connais les meilleurs chemins sur les pentes où l'herbe s'accroche. J'ai repéré les puits que nourrit la montagne des amandes.

Le pays de Madian est à l'opposé des deux terres. L'eau n'y coule en surface que lorsque de gros orages éclatent et frappent du tambour d'une combe à l'autre. Ici une parcelle plane est l'exception. L'horizon est toujours occupé de crêtes, de parois, d'éboulis, de draperies et de dentelles rocheuses. La pierre et les rejetons de la pierre laissent peu de place à la végétation. Les arbres se réfugient en quelques creux. Trois palmiers forment un abri de prestige ; leurs dattes sont deux fois plus maigres qu'en Egypte. Je n'aurais jamais pensé que je m'habituerai à la vie rude qu'impose la contrée.

Parfois nous partons six jours d'un chétif pâturage à l'autre. Nous dormons sous nos couvertures autour d'un feu que la nuit énorme semble à peine tolérer. Des hyènes s'approchent. Nous instaurons un tour de garde. Il suffit de brandir une torche en genévrier pour chasser les voleuses d'agneau. Quant aux chacals, tenaces, nous les acceptons, tant que les étincelles de leurs yeux restent à bonne distance. Nous levons le camp, dès que le ciel se grisaille. Dans l'ombre des sommets nous marchons rapidement. Puis le soleil nous rattrape. Et la chaleur me rappelle la Nubie, où j'avais accompagné Méneptah dans une expédition punitive. Nous parcourons les basses pentes de la montagne des amandes. Personne n'a su me dire qui et pourquoi l'a nommée ainsi, alors qu'on n'y voit aucun amandier. C'est peut-être à cause de la neige qui en couvre quelquefois la cime. Quand j'ai découvert ce prodige, j'ai cru que des fleurs blanches s'étaient ouvertes là-haut en une seule nuit.

Retourner au camp, après nos jours d'errance, est une fête. Tsippora, ma femme, devine toujours le moment de notre arrivée. Elle se pare comme si elle se mariait à nouveau. Elle porte une robe de lin, telle une princesse de Thèbes et par-dessus une tunique brodée, incrustée de turquoises, de cornalines, de gouttes de terre émaillée. Un voile doux comme l'aube enserre ses cheveux. Elle n'utilise du fard que pour ses paupières et quand elle les baisse avec une feinte modestie, je ne résiste pas à la serrer dans mes bras. Elle m'a préparé un repas de noces et singulièrement ce gâteau fourré aux éclats de caroube et aux figues dont je raffole. Et dans les profondeurs de notre tente nous nous aimons. O Tsippora ! Le petit oiseau qui m'enchante !

C'est elle qui m'a retenu au pays de Madian. Elle m'a donné deux garçons, qui sont forts comme des lionceaux... Je remercie chaque jour Jethro, de m'avoir accordé sa fille, à moi l'étranger, le vagabond, l'assoiffé du désert. Voici quatre ans déjà... Mais ce serait quarante, que je n'aurai pas senti davantage la fuite du temps !

*
* *

« – Moses ! Moses ! Tu dors ou tu rêvasses ?

– Je médite.

– Tu as intérêt à te bouger : tes brebis sont parties !

– Du calme Ediat ! Elles ne peuvent pas être loin ;

– A ta place je ne serais pas si confiant. Il y a de sacrés précipices. Et elles ne reviendront pas toutes seules !

– Je te signale que c'est toi qui nous as amenés ici.

– Et alors ! Ce n'est pas une raison pour traîner, quand le troupeau de mon père a disparu parmi les rochers.

– Les brebis ne sont pas des bouquetins !

– Tu as tort de prendre cela à la légère. Quand tu les auras perdus, tu ne les retrouveras plus.

– Sans aucun doute !

– Tu te moques de moi, Moses ; mais moi je te le dis : file dans la montagne, c'est important !

– Parfois l'important n'est pas essentiel.

– Ce ne sont pas tes belles paroles qui sauveront les bêtes. Mais, après tout, fais comme tu veux ! »

Etiah est l'aîné de mes beaux-frères. Il m'a toujours montré de l'animosité. Il me jalouse, parce que Jethro a une grande affection pour moi. Il a peur qu'un jour je lui dispute la place de chef de clan. Donc je décide de l'écouter, afin d'apaiser ses rancœurs, même si le sort des brebis ne m'inquiète nullement. Je me prépare toutefois : avec mon bâton de cade, une outre bien remplie, et mes sandales en cuir de chèvre je pourrai gravir la montagne aux amandes.

J'emprunte d'abord un ravin que je connais. Dans les fonds un torrent asséché a laissé des trésors ; l'herbe en profite et nos moutons viennent brouter ce que les gazelles ont laissé. Mais je ne vois ni gazelle ni brebis. Et bientôt j'arrive à une fourche. Je choisis l'entaille de droite, dont les parois veinées de pourpre tantôt se resserrent, tantôt s'élargissent. Il me semble distinguer des empreintes de ci de là. Et quand j'aperçois un paquet de crottes je sais que j'ai pris le bon chemin. Toutefois la pente augmente et d'énormes rochers m'obligent à des détours. Sous ma capuche de laine je transpire. Mais sans elle le soleil me donnerait vite mal à la tête et de l'écœurement. Comme d'habitude quand je marche, je refais le tri de mes souvenirs. Les plus proches ont tous le visage de Tsippora, la voix de Tsippora, le parfum de Tsippora.

Mais des accents plus anciens me traversent l'esprit. Bitiah ma tendre mère me raconte les crocodiles qui dorment entre les fourrés de papyrus et les guêpiers juchés en guirlande sur les hautes tiges ; elle me parle du pharaon son père et de sa toute-puissance ; elle me dit quels vastes chantiers il a entrepris, à Thèbes et à Memphis, car il est le souverain des royaumes frères, le protégé de Nekhbet et d'Ouadjet.

J'entends aussi Yokheved, qui m'a donné deux fois le jour, quand je suis sorti de son ventre et quand elle m'a chanté la gloire de son Dieu. Et je pense à l'homme que j'ai tué, au brutal qui savait cingler de son fouet le dos d'un aïeul et dont le cou n'a pas résisté à la pression de mes mains. Il n'est pas aisé de chasser ce souvenir. Une racine me fait trébucher, heureusement. Ma mémoire ne me tourmente plus.

J'aborde une espèce de plateau, que de hautes falaises encerclent à demi. J'aperçois un corridor qui coupe les parois. La montée m'éprouve. Je glisse sur des pierres de couleur verte et vaguement luisantes. Puis j'enjambe des blocs aux veines serpentines. De place ne place le boyau est si mince, que je frôle des épaules les murailles desséchées.

Tout à coup j'entends des bêlements pitoyables qui résonnent au bout de la gorge. J'accélère le pas. Mes brebis sont massées sur une terrasse, où les démons seuls ont pu les conduire.

Mais en haut de l'escarpement je vois la lueur d'un feu, des flammes qui dansent comme dans une corbeille. Je ferme les yeux ; je les rouvre : le foyer n'est pas une illusion ; il brûle d'une ardeur aussi intense que régulière. J'oublie le troupeau et ses peurs. J'ai bien assez de la mienne. J'avance vers le nid de la combustion. Or c'est un buisson qui ne se consume pas. Les branches dressent toute leur fine ramure dans la fournaise. Et la fournaise ne détruit pas le plus mince des rameaux.

« Ah te voilà enfin ! Mais où sont tes brebis ?

– Je ne sais pas… Quelque part… Là-haut !

– Quelque part… Là-haut ! Tu les as perdues ! Tu as perdu la moitié du troupeau de mon père ! Et tu t'en moques !

– Elles reviendront.

– Toutes seules, sans berger ?

– Je dois sauver un autre troupeau.

– Comment ça ? Un autre troupeau ?

– Je dois libérer mon peuple. Bientôt je rentrerai en Egypte…

– Tu es fou Moses ! Tu as croisé un démon qui t'a tourné la tête.

– J'ai croisé Dieu.

– Hein ?

– Le Dieu de mes pères m'a appelé. Sa voix est sortie

d'un buisson qui brûlait, sans que la moindre de ses brindilles se consume.

– Si tu crois qu'un buisson brûle et reste intact, si tu crois qu'il parle, repars dans la montagne ! Rejoins les démons !

– Etiah ! Le Dieu d'Abraham, d'Isaac et de Jacob m'a parlé. Il m'a nommé. Il m'a rassuré. Il connaît la souffrance des fils d'Israël. Il entend leurs plaintes ; Il voit leur misère. Il m'a choisi. Demain je pars et j'arracherai les Juifs de la terre de kémi et je les guiderai vers la terre qui leur est due.

– Toi ?

– Moi, Moïse.

– Alors Moïse tu vas te présenter devant Pharaon ; tu lui diras : « libère les enfants d'Israël ! » Et il t'obéira sans hésiter, sans discuter ! Il cédera de bon cœur à la prière d'un berger de Madian !

– Je ne serai pas seul ; Il me guidera, Il m'aidera, Il m'investira de Sa puissance.

– Il ! Il ! Qui est-il à la fin ?

– Il est Celui dont le nom est le nom de l'Etre.

– Foutaises ! Aucun de tes fils d'Israël ne comprendra ce charabia ! Pas un seul ne te suivra !

– Ils suivront ce bâton de berger.

– Aussi mal que tes moutons !

– Regarde ! »

*

* *

Nous rentrons au campement de Jethro. En silence. Les chevreaux eux-mêmes retiennent leurs bêlements. Etiah ne m'adresse plus la parole et si je cherche son regard, il fixe obstinément le bout de ses pieds.

Le prodige du bâton l'a rempli de crainte. Le serpent, un cobra gigantesque, s'est dressé à hauteur de son ventre. Il a enflé son capuchon et dardé la fourche de sa langue. Puis il s'est raidi et quelques nœuds dans le bois ont rappelé ses anneaux. Mon beau-frère est devenu gris comme l'albâtre. Il est resté un long moment la bouche ouverte. Puis il s'est écarté à grands pas.

Mais c'est le retour des brebis qui l'a convaincu de la puissance du Très Haut. Il les a comptées et palpées, incrédule. Il n'en manquait pas une et leur toison avait je ne sais quel lustre de propreté.

Si Etiah me respecte, je sens que sa jalousie a redoublé. Il sera soulagé, quand j'aurai quitté le pays de Madian.

Pour Tsippora c'est autre chose. Je ne peux l'emmener avec moi. Nos deux fils sont trop jeunes pour entreprendre le voyage d'Egypte et ce serait criminel de les priver de leur mère. Laisser Tsippora chez son père est la seule option raisonnable. Sans doute. Mais je suis déchiré. Ma femme m'a donné LA joie et je vais l'accabler de tristesse. Elle m'a accepté, moi l'immigré et je l'abandonne. Le Seigneur le veut. Le Seigneur est dur ! Il me charge d'une mission, qui dépasserait les forces d'une armée entière. Il m'enjoint de blesser l'amour de Tsippora. Mon Seigneur est intraitable.

Je raconterai à Tsippora le buisson ardent et la voix divine, l'Ineffable qui tonne. Je lui dirai à elle, qu'Il m'a ordonné de quitter mes sandales, des sandales qu'elle a tressées. Elle m'écoutera ; elle acceptera mon récit d'un point à l'autre. Puis j'évoquerai mon départ. Je ne chercherai pas des consolations, car elles lui feront plus de mal encore. Elle criera peut-être. Elle pleurera sûrement. Et je n'oserai pas essuyer ses larmes. Je ne tenterai pas de la serrer contre ma poitrine. Je ne caresserai pas ses cheveux. Tsippora !

Et que dire à Jethro ? Il sera choqué et triste. Il multipliera les objections. Il brandira des menaces. Seigneur donne-moi la force de le convaincre et d'atténuer sa peine ! Je ne veux pas utiliser mon bâton. Ce n'est pas un cobra qui intimidera mon beau-père ! Je m'en remets à toi, Dieu d'Abraham, d'Isaac et de Jacob. J'accomplirai Ta volonté et Tu aplaniras les obstacles.

Nous pressons le pas, comme le troupeau qui n'aime pas l'approche de la nuit. Derrière nous la montagne prend la couleur des figues mûres. Du mauve clair au mauve foncé l'obscurité s'impose. Je me laisse porter par le piétinement des bêtes. Des étoiles suspendent leurs luminaires. Et je rêve.

Dans un mois je serai en Egypte, à la pointe du Delta. Je prendrai un bateau pour remonter le Nil. Autrefois je l'ai descendu dans un panier tressé. La navigation sera longue, coupée d'escales. Je suivrai l'échine d'Apophis, l'interminable serpent qui frôle de ses eaux luisantes les cultures, les villages, les palmeraies. J'irai jusqu'à la cité d'Ousret, sur la rive droite, en face de la montagne des sépultures. Si Pharaon n'est pas dans son palais aux murs peints, s'il chasse des fauves dans le désert ou si d'aventure il exerce ses conducteurs, je l'attendrai. Puis je l'aborderai quand il descendra de son char. Ses gardes tenteront de s'interposer. Je leur dirai «« laissez passer un prince d'Egypte, le neveu de Pharaon ».

*

* *

Mon départ ne ressemble pas à ce que j'ai imaginé. Jethro m'a demandé de répudier Tsippora. Il croit que je ne reviendrai pas. Il ne veut pas que sa fille m'attende en vain et qu'un veuvage sans deuil la dessèche. Etiah lui a raconté à sa manière l'épisode de la montagne. S'il répugne à penser que je suis possédé, comme mon cher beau-frère l'y invite, il reste méfiant tout en admettant que j'ai fait une rencontre singulière. Il m'a déclaré avec une tristesse solennelle :

« Moses tu dois suivre ton chemin ; il t'éloigne de nous ; mais si tu y renonçais, tu n'aurais plus d'estime pour toi-même et tu me décevrais aussi. »

Jethro m'a aidé dans mes préparatifs. J'ai eu la surprise de la voir tirer au bout d'une corde un des grands animaux à bosse, aux pattes noueuses et aux lèvres molles, que l'on appelle ici gamal. C'est un cadeau magnifique pour l'homme qui abandonne sa fille et ses petits-enfants. Le gamal portera ma tente, mes coffres, des tapis, et la guirlande des outres. J'ai eu du mal à m'en faire obéir. Avec malice Jethro et mes belles-sœurs ont assisté à mes efforts, pour obtenir de la bête qu'elle se couche, qu'elle se lève, qu'elle s'arrête. Il faut utiliser le mors et se garder de gestes brusques. Le gamal gronde lorsqu'il est mécontent, ce qui lui arrive souvent ou bien il salive copieusement. Pourtant Jethro qui m'a remis une bête coupée, réponds de sa docilité. Quand je serai fatigué, il me portera sans mal. Pour le moment je préfère ne pas tenter l'expérience.

Depuis que Tsippora a su mes intentions, elle s'est enfermée sous la tente de son père. Dix fois je l'ai imploré de sortir de sa tombe de tissu. Dix fois elle a gardé un tel silence que le friselis de la toile agitée par le vent me faisait sursauter. Elle ne répond pas davantage à nos garçons, qui pleurnichent à qui mieux mieux. Alors les petits me rejoignent.

J'avoue qu'ils m'embarrassent, que leurs mimiques d'affection, leurs questions naïves me désolent. Je les porte parfois dans mes bras. Le plus jeune, mon Eliézer qui n'a que deux ans, s'amuse à me tirer les poils de la barbe. Gershom, l'aîné, me scrute comme s'il voulait puiser la vérité au fond de moi.

La vérité ? Celui qui a le nom de l'Etre me l'a donnée. Et elle me pèse car elle m'oblige à quitter Tsippora, Jethro, mes fils. Seigneur Tu m'écrases ! Mais ô Seigneur je te bénis !

Le massacre des innocents

Le 20 du mois de Tishri,
trente-deuxième année du règne d'Hérode.

– Combien sont-ils ?
– Une dizaine, Seigneur.
– Tu en fais rentrer trois.
– Comment dois-je les choisir ?
– Au hasard.
– Au hasard, mais Seigneur…
– Au hasard ! Tu les désignes : un, deux, trois…

Derrière la porte aux lourds vantaux de cèdre, le chef des gardes reste plus longtemps qu'il ne devrait. Hérode comprend qu'il parlemente. Une petite aigreur l'envahit. Il suppose que la personnalité des visiteurs impressionne son officier. Il fut un temps où le moindre de ses ordres balayait toute autre considération. Il sait que son règne a trop duré au gré de ses proches. Ses fils s'impatientent et achètent la fidélité de ses serviteurs. Le chef des gardes a peut être passé allégeance à l'un d'entre eux, Antipater le superbe, Archélaos le bravache, ou Antipas le calculateur.

Le roi est sur le point de s'impatienter, quand la porte

s'ouvre. Il est malaisé de bien distinguer les trois hommes dans la pénombre qui baigne le fond de la salle. Mais quand ils avancent en pleine lumière, dans l'éclairage des fenêtres tout juste voilées d'une gaze, Hérode est surpris, presque amusé, de les voir si semblables, du même âge, griffés par la cinquantaine, d'une taille équivalente, au-dessus de la moyenne, et d'une pâleur identique, comme si le soleil n'avait pas brillé sur leur longue route.

« – Avancez, je vous prie. Merci d'avoir si vite répondu à mon invitation.

– Seigneur nous sommes vos serviteurs. »

La déclaration est faite dans un bel ensemble.

« – Vous devinez sans doute pourquoi je vous ai demandés.

– C'est probablement à cause de l'étoile du roi des Juifs.

– Mon étoile ? Vous parlez de mon étoile ? Je ne connais qu'un seul roi des Juifs. Et vous êtes devant lui. Je suis le roi des juifs, quoique certains de mes sujets ne m'acceptent pas. Je suis le roi des Juifs alors que je suis né d'un Iduméen, un arabe si vous préférez ! On dit que j'ai usurpé le trône des Hasmonéens… Mais je suis le roi des Juifs ! Et même si je suis le valet de Rome, si j'ai conquis mon royaume par l'épée, si je suis infecté de culture hellénique, si j'ai construit une palestre à Jérusalem, si j'ai osé placer un aigle d'or dans le vestibule du temple, je suis le roi des Juifs !

– Seigneur pardonnez-nous. Celui que nous cherchons avec l'étoile est encore un nourrisson.

– C'est ce que l'on m'a dit. Depuis votre arrivée en Judée tous mes espions me font le même rapport. Et dans Jérusalem cette histoire de bébé royal, de la race de David, échauffe les esprits. Mais parlez-moi de votre étoile. Quand l'avez-vous la première fois ? Et dans quel secteur du ciel ? A-t-elle une chevelure ? Son éclat est-il si singulier ?

– Seigneur nous avons vu l'étoile il y huit mois à Séleucie du Tigre.

– A Séleucie ? Je croyais que vous veniez de Babel. Tous les mages, tous les astrologues ne viennent-ils pas de Babel ?!

– Nous habitons Séleucie. Mais nos parents viennent de Babylone.

– A la bonne heure. Vous êtes du peuple des savants.

– Nous sommes juifs, Seigneur. Nos ancêtres appartenaient au peuple de l'exil. Mais ils ont choisi de rester en Mésopotamie ; ils ont appris la langue d'Akkad ; ils ont étudié les archives d'argile ; ils sont devenus des maîtres dans le calcul et les arts divinatoires. Mais nous sommes Juifs, Seigneur. »

Hérode est amusé par ces discours à trois voix, dans une alternance régulière, comme s'il avait été soigneusement écrit d'avance. Cependant il lui prend l'envie de dissocier le trio.

– Toi, à ma droite, quel est ton nom ?

– Béaltéséar.

– C'est un nom digne de Babel ! Eh bien Béaltéséar, réponds seul à mes questions ! Cette étoile ?!

– Ce n'est pas une comète ; elle n'a pas de traîne. Quand nous l'avons vu la première fois dans le ciel de Séleucie, sa lumière dans la constellation des poissons était si vive que son reflet dans les eaux du Tigre attirait les insectes. Nous avons consulté les livres, les prophètes. Le lendemain elle était descendue d'un degré à l'occident.

Et dans les nuits suivantes elle avait tracé une courbe descendante. Nous avons consulté les livres des prophètes. Et nous sommes partis dans le sillage de l'étoile.

– A dix !

– Il était impossible de choisir parmi ceux qui avaient noté, consigné et interprété le phénomène. Ton officier lui-même n'a-t-il pas eu de la peine à choisir entre nous ? Et puis les fatigues, les incertitudes du voyage auraient pu diminuer notre effectif. Enfin nous pensions que nos recherches seraient facilitées, avec des forces tantôt unies, tantôt divisées.

– Et vous voilà en Judée. Et vous savez que vous trouverez le bébé roi à Jérusalem…

– Non Seigneur. Quand nous avons atteint la rive orientale de la mer de sel, l'étoile vacillait, tant son éclat était fort, sur les montagnes qui entourent ta capitale. Nous avons parcouru depuis une semaine la région. Nous tournons en rond. Hier nous étions au nord, dans un petit village qui s'appelle Emmaüs. D'aucuns parmi nous pensent que battre la campagne ne sert à rien, parce que le Messie ne peut apparaître qu'à Jérusalem !

– Votre étoile a disparu… Elle vous guide depuis l'empire parthe et elle vous fait défaut dans mon royaume. Elle est capricieuse, inconstante. Je n'ai pas besoin d'étoile pour vous dire que Votre Messie, qui sera peut-être mien, est à Bethléem. J'ai consulté les prêtres et les scribes. Ils sont formels et je les crois plus familiers des écritures que vous ! Car vous semblez ignorer la prophétie :

« Et toi, Bethléem, terre de Juda,

Tu n'es certes pas la moindre entre les principales villes de Juda,

Car de toi sortira un chef
Qui paîtra Israël, mon peuple. »

Les trois mages n'osent pas se consulter. Au demeurant ils pensent la même chose. Hérode s'est joué d'eux. Bien informé il ne cherche qu'à sonder leur savoir et prend plaisir à les inquiéter, puis à les étonner. Cependant le roi se lève de sa banquette assez péniblement et s'approche d'eux, avec un air de gravité mélancolique, qui efface de son visage la morgue et la ruse.

« Je suis vieux… Ne protestez-pas ! Plus vieux que vous. Nettement plus vieux. Je vais partager mon royaume entre mes fils. Je sens qu'ils ne pourront pas préserver leur héritage. Moi aussi je veux honorer ce roi des Juifs qui vient de naître. Pour le moment mes espions, mes gardes, mes écrivains ne l'ont pas exactement localisé. Allez à Bethléem ! Les gens ne se défieront pas de vous ! Quand ils aperçoivent mes soldats, ils cachent ce qu'ils ont de plus précieux. Arpentez toutes les rues ! Arrêtez-vous dans toutes les maisons ! Regardez les bébés dans les bras de leurs mères ! Visitez les berceaux ! Vous le reconnaîtrez cet enfant, de la race de David. Il doit avoir des langes de pourpre. Une sueur dorée doit humecter son front, puisqu'il est l'oint du Très haut.

Vous direz à ses parents qu'Hérode le grand veut rendre hommage à leur petit. Puis vous reviendrez devant moi et vous me ferez un rapport exact. Je suis vieux… Ne protestez pas. J'aurai tant de plaisir à me prosterner aux pieds du rejeton, à caresser sa joue délicieuse, à me rafraîchir de son regard innocent.

Allez ! Je ne vous retiens plus. Mon officier vous guidera dans le palais. C'est peut-être la dernière fois qu'il suivra mes ordres ! »

Le 25 du mois de Tishri,
trente-deuxième année du règne d'Hérode.

Hérode aime la salle d'audience parce qu'elle est fraîche. Il y vient dormir, tantôt sur une banquette située dans le coin le plus éloigné des fenêtres, tantôt sur une de celles qui, légèrement en retrait, entourent son trône. La présence des gardes, silencieux et comme pétrifiés, ne saurait le gêner.

Devant ses fils il aurait honte de glisser dans la somnolence. Avec les soldats il estime que sa dignité de roi ne peut souffrir, tellement elle est reconnue, s'il avoue quelques faiblesses d'homme. Et de vieil homme !

Quand il se couche, il pense à son âge, car il sait que le sommeil le fuira. Quand il se lève, quand il peine à se redresser, à prendre appui sur le sol, à supporter les raideurs de ses jambes et de son dos, il prend sur lui, afin de ne pas remâcher son amertume. Parfois il reste assis en balançant ses jambes, espérant ainsi ranimer le flux du sang. Mais s'il regarde ses chevilles, les serpentins veineux qui s'y tortillent et une couleur d'ensemble brunâtre lui rappellent ces infortunes qui échoient à beaucoup : il est vieux et il est malade !

Cependant c'est un vieux qui déteste convoquer ses jeunes années, les faire défiler dans sa mémoire, les parer des plus sémillantes couleurs et les regretter tour à tour.

A plus forte raison il lui semble dérisoire de dresser lui-même le bilan de sa vie. Ce qu'il a fait, ce qu'il a bâti, les terres qu'il a conquises, les hommes qu'il a subjugués, les femmes qu'il a séduites, et tous ceux qu'il a envoyés à la mort, oui, tous les suppliciés dont le souvenir hante leurs familles, parleront pour lui. Et cette Jérusalem, si petite, si terne, si sale, à son avènement, la voici dotée d'un nouveau temple, d'un palais énorme, de piscines innombrables, de remparts imprenables. Dans un siècle Jérusalem parlera pour lui !

Hérode comprend que dans sa rêverie et quoiqu'il en ait, il entame sa propre célébration. Travers sénile... Hérode le grand affirme sa grandeur ! Il est donc satisfait d'entendre les panneaux de cèdre s'entrouvrir. C'est le chef des gardes qui entre, celui qu'il avait envie de chasser voici trois jours et qui redouble de zèle dans le service.

« – Seigneur !

La petite musique des « Seigneurs, Seigneurs ! » ne lasse pas le Roi. Bien au contraire. Il la trouve caressante, stimulante, harmonieuse. Rares sont ceux qui l'appellent Hérode, même dans l'intimité. A tout prendre « Seigneur » est son nom véritable qui a le brillant du cuivre et le son d'une trompette à sourdine.

– Tu me déranges, je le souhaite, pour une information de taille.

– Les mages ont quitté Jérusalem.

– Oui je le sais : ils sont à Bethléem.

– Non Seigneur : je me permets de vous contredire : ils sont allés à Bethléem. Ils en sont partis. Ils sont revenus chercher ici dans leur hôtellerie tout leur équipage. Et ils ont déjà traversé le Jourdain.

– Ils sont pressés. Merci. J'espère que ton rapport est exact.

– Sur la tête de ma femme et de mon fils !

– Où habite ta famille ?

– A Bethléem. C'est pour cela que je suis bien renseigné. Les mages sont venus dans une maison de la ville, chez le cousin d'un certain Joseph. Ils ont vu un garçon qui a quelques mois, comme mon premier né. Ils lui ont offert paraît-il des cadeaux magnifiques, dignes d'un roi, d'un sage, d'un prophète. Ils sont restés deux à trois heures. Et c'est la mère semble-t-il qui leur a donné congé, car elle voulait nourrir son bébé au sein.

– Et comment s'appelle cette femme ?

– Elle est toute jeune. Elle vient de Nazareth. Son nom je ne le connais pas. Mais elle aussi est de la race de David, puisqu'elle est venue pour se faire recenser à Bethléem.

– Quelle est donc l'adresse de cette petite famille nazaréenne ?!

– Hélas, Seigneur, je l'ignore. Et « le cousin de Joseph » n'est pas une indication très précise ! Mais les mages nous renseigneront… Je prends des hommes avec moi, je les poursuis, je te les ramène !

– Toi, tu veux punir leur désobéissance ? Il faudrait que tu n'oublies pas de m'obéir en toute chose. C'est vrai : ces mages s mériteraient une leçon. J'ai eu la naïveté de compter sur ces gens barbouillés de magie chaldéenne. Mais je les laisse pour le moment ! Leur voyage de retour est long. Si je le désire, je les ferai arrêter en Décapole. J'ai d'autres dispositions à prendre. Je te confie le commandement de cent hommes. Vous irez vous aussi à Bethléem. Tu répartiras tes hommes en paires. Ils commenceront par le nord de la ville. Ils la ratisseront. Ils n'oublieront aucune de ses ruelles. Ils entreront dans toutes les maisons. Ils se feront présenter tous les fils premiers-nés, qui ont moins de deux ans. Et ils les tueront !

– Seigneur, ma femme et mon fils habitent à Bethléem !

– Préviens-la. Qu'elle dessine sur sa porte une croix bleue. Tes hommes l'épargneront. Et conseille-lui de ne pas parler à ses voisines. Je ne voudrais pas que l'action soit plus compliquée… Et si tu veux que ta chère épouse reste en vie…

– Mais Seigneur ! Les hommes refuseront de tuer ces enfants.

– Tu les choisiras, parmi les étrangers. La garnison ne manque pas de Thraces, de Galates, de Germains… Il faut éviter les Juifs quand on doit massacrer des Juifs !

Mais un soldat digne de ce nom ne recule devant aucune tâche. Au demeurant, explique-moi, si tu le peux : pourquoi le meurtre des enfants serait-il plus abject que celui des adultes, ou par exemple des vieillards ? Parce qu'ils sont innocents ?
Les innocents aussi peuvent être dangereux.

Le 1er du mois de Kislev, trente-deuxième année du règne d'Hérode

Nicolas retrouve Hérode avec plaisir. De tous ses familiers il est le seul qui puisse se qualifier d'ami. Cette amitié exceptionnelle, dont la cour jase et dont s'étonnera sans doute la postérité est née grâce à la philosophie d'Aristote.Des lectures commentées, des discussions sur la physique, et quelquefois des digressions d'ordre religieux ont créé entre le roi juif et le lettré grec de Damas une estime réciproque. La curiosité d'Hérode, son intelligence vive, son esprit original détaché des références et des dogmes ont séduit Nicolas. Et de son côté le monarque a trouvé un interlocuteur, patient, savant, direct.

Puis l'estime s'est enrichie d'affection. Le roi a pris la douce habitude de se confier à un homme incapable de lui nuire, toujours soucieux de chercher dans ses actions la veine positive, conscient que sa passion dominante, voire exclusive, est de créer un royaume puissant, là où les roitelets précédents s'étaient perdus par leur faiblesse et une rapacité vouée à leur seul profit.

Tout naturellement Nicolas est devenu l'historien d'Hérode et le défenseur de sa réputation.

Mais aujourd'hui il craint pour elle. Et il tient à le signaler avec cette franchise que le roi accepte de lui, car elle est enrobée de flatteries.

« – Qu'as-tu fait à Bethléem ? C'est un crime qui jettera sur ton nom un opprobre indélébile.

– Je ne t'aurais pas cru si sensible, Nicolas.

Le crime que tu évoques ne mérite pas qu'un philosophe de ton envergure s'alarme ! J'ai fait tuer quelques enfants, dont la moitié seraient morts dans l'année qui vient. Et tu connais mes raisons !

– On parle d'une centaine de victimes. On dit que tes mercenaires ont égorgé les bambins, qu'ils les ont piétinés, ou fracassés contre les murs. Et que les mères souvent ont été passées par l'épée.

– Nicolas, un peu de bon sens ! Je te rappelle que Bethléem compte juste mille habitants. A ton avis combien il y-a-t-il de garçons premiers nés de moins de deux ans ? Douze ! Il ne faut pas croire les inventions et les grondements de la rumeur publique. Pour les mères, certaines ont choisi de s'empaler elles-mêmes sur le glaive de mes soldats.

– Es-tu sûr au moins que le petit roi des Juifs soit mort ?

– Non ! L'officier qui commandait la troupe a beau me le garantir… J'ai des doutes.

– Que penses-tu faire ?

– Vivre avec mes doutes. Un an, deux ans, trois au

plus ! Inutile de t'agiter mon ami. Je ne fais pas d'illusion. Je suis malade. Tu le sais. C'est un mal avilissant pour le corps et l'esprit. Et je ne connais pas un médecin capable de me soulager, encore moins de me guérir. J'espère mourir rapidement… Ce que j'ai ordonné à Bethléem, je l'ai fait pour mes successeurs. Dans vingt ans le petit roi des Juifs aurait pu soulever le peuple. Les Zélotes, dont j'éclaircis en vain les rangs, se seraient rassemblés autour de lui. La puissance de Rome aurait été défiée. Ce royaume aurait été démembré. Mes fils auraient été abattus !

– Si j'osais, Seigneur…

– Ose, mon ami ! Ose !

– Tu as-toi-même élagué ta lignée.

– J'apprécie ton sens de la métaphore. En effet j'ai coupé quelques branches.

– Aristobule, Alexandre…

– Et maintenant je vais tailler une autre branche, une maîtresse branche qu'il faut sacrifier cependant parce qu'elle est pourrie.

– Antipater ?

– Oui ! Antipater, mon successeur désigné ! Mon successeur agréé par le divin Auguste ! Destiné à recueillir la meilleure part de mon Royaume ! Antipater qui a résolu de m'empoisonner.

– Tu as des preuves ?

– Des témoignages parfaitement concordants ; les servantes ont parlé et l'intendant, ce samaritain qui est l'ombre d'Antipater.

– Ces témoignages, tu les as obtenus par la torture…

– Obtenus avec les moyens habituels… Et les faits sont clairs… Un poison venu d'Egypte m'était destiné ; il est passé de main en main. Puis ma belle-sœur elle-même l'a gardé chez elle. Quand j'ai voulu la faire saisir, elle s'est jetée d'un toit. Elle ne s'est pas tuée. Malgré ses blessures, le bassin fracturé, les jambes brisées j'ai pu l'interroger moi-même, en lui promettant de lui épargner tout autre châtiment, que celui qu'elle venait de s'infliger. Elle a confirmé les déclarations de l'intendant. Et figure toi qu'un affranchi d'Antipater, dénommé Bathyllus, avait de son côté préparé une autre potion mortelle. Je ne sais combien de serpents d'Arabie ont été utilisés. Il paraît que le mélange des venins est plus efficace quand on les tire de plusieurs espèces. A dire vrai dans ma famille les vipères grouillent, mâles ou femelles. Antipater est un gros aspic. Il est temps de lui couper la tête. Tu vois : moi aussi j'ai le sens des métaphores !

– As-tu parlé avec lui ?

– Rapidement, quand il est venu me circonvenir. Je lui ai annoncé qu'il serait jugé en bonne et due forme pour tentative de parricide.

– Il aura donc l'occasion de se défendre.

– Personne ne croira à son innocence, s'il ose rejeter les accusations.

– Il ne sera pas regretté. La haine qui l'entoure est aussi dense et pestilentielle qu'une fumée d'holocauste.

– Encore tes métaphores ! Je compte sur toi pour m'assister pendant le procès.

– Je suis à tes ordres. Il faudra m'expliquer plus à fond les manœuvres de ton fils, le réseau de ses complicités et retrouver dans son passé toutes ses actions criminelles.

– Nous avons la nuit devant nous.

– Te voilà obligé de trouver un autre successeur.

– J'hésite. Si chaque fois que je désigne un héritier, il songe à me faire étrangler, égorger, empoisonner, j'ai peut-être intérêt à ne pas me prononcer clairement.

– Peut-être… Mais tu ne peux laisser l'empereur régler ta succession. Il en profitera pour dépecer ce Royaume, le plus grand royaume de toute l'histoire juive.

– J'ai besoin de tes conseils Nicolas ! Parce que tu es un ami fiable et parce que tu n'as pas de parti pris. Et je te le répète : le temps m'est compté. Et je ne voudrais pas retomber dans les mêmes erreurs, faire un choix malheureux, passer d'une solution à l'autre. Tu sais que j'ai un faible pour Archélaos.

– Il a du courage et de l'énergie… C'est un prince superbe.

– Mais ?

– Il est impulsif, brouillon, versatile. Il ne te ressemble pas.

– Tes flatteries sont toujours habiles.

– Est-ce flatter que de dire la vérité ?

– Tu penses en fait qu'Archélaos n'a pas tout à fait l'étoffe nécessaire pour occuper mon trône…

– Je pense qu'il a trop de présomption.

– Mais il aura le soutien du peuple ?

– Ah le peuple ! Il aimerait son panache et sa vigueur. Les fiers à bras sont toujours populaires !

– Tu te découvres tout à fait : Archélaos n'est pas ton homme. Et Antipas ?

– Antipas est réfléchi, rusé, tenace.

– Digne de régner ?

– Tout dépend où tu places la dignité. C'est un homme qui n'a aucun scrupule. C'est un triste défaut pour un homme, un avantage pour un chef. Mais il est si détaché de l'observance de la Loi, qu'il s'aliénerait le Sanhédrin et tous les pharisiens.

– Envisageons le cas de Philippe.

– Tu l'avais déjà associé à ta succession. Je me souviens que la nouvelle ne l'avait pas ému. Il n'a pas la passion du pouvoir. D'ailleurs en toute chose il est modéré et paisible…

– Si je récapitule, j'ai le choix entre un taureau, un chacal et un mouton.

Le 12 du mois de Nissan, trente-troisième année du règne d'Hérode

Hérode ne quitte guère la salle d'audience. Il va quelquefois aux thermes, accompagné des mêmes esclaves, jeunes filles habituées à l'état de son corps, à ses soins de toilette et singulièrement aux longs massages qu'il demande avec de l'huile de carthame, car il ne supporte plus l'odeur de l'huile d'olive.

Mais il a déserté sa chambre, dort ici sur une banquette, mange sur une autre banquette, et traite ses affaires assis sur son trône, dont il a tellement caressé les accoudoirs en ébène, que le bois a perdu de son lustre. Le roi aime cette immense pièce avec ses recoins d'ombre, où flottent les volutes des meilleurs encens, juste capables de couvrir les odeurs de son bas-ventre.

Quand il est seul, c'est-à-dire quand il n'a que la compagnie de cinq à six soldats, il marche volontiers jusqu'à la porte digne d'une forteresse et revient sur ses pas, péniblement.

La nuit, à la lumière des candélabres, il déambule aussi. Il lui semble que ses pensées sont alors moins tortueuses, moins amères, que lorsqu'il est couché et cherche le sommeil.

Cependant, ce matin, après ses promenades nocturnes,

il peine à se projeter dans la journée. Il s'accroche au rituel de son lever.

Une petite esclave, aux cheveux blonds et au teint de lait caillé, vient récupérer son vase de nuit. Elle le tient à bout de bras, s'efforce de ne pas détourner la tête, et doit plisser les yeux de dégoût.

Dès qu'elle est partie, Hérode sent une douleur familière qui lui pince les reins, envahit son pubis, enflamme son bassin. Il hésite à soulager de nouveau sa vessie. Mais de crainte d'uriner sous lui, il se vide par à-coups d'un liquide brunâtre.

Puis deux esclaves, des vieilles tannées aux bras maigres, enveloppées d'un drap bleu, apportent une collation inutilement débordante de galettes, de figues, de dattes, de grappes blondes, de gâteaux au cumin. Les vieilles ont mis des cédrats bosselés sur les paniers. Hérode s'en félicite. Il mordille un des fruits, par cette extrémité qui ressemble à un téton. L'écorce parfumée quoique légèrement acide lui rafraîchit le palais. Le roi réclame de l'eau et son crachoir. Il se rince la bouche plusieurs fois ; à rejeter ce mélange sanieux, il a le sentiment qu'il libère aussi son esprit de ses hantises.

Archélaos s'est annoncé aujourd'hui. Il est facile de deviner pourquoi. Il veut à nouveau contester le choix d'Antipas. Le taureau tentera d'écraser le chacal. Toutefois Hérode vient de changer ses plans et son dernier testament devrait satisfaire Archélaos.

Il l'attend, installé loin de son trône, dans un angle de la salle, assis contre un mur dépouillé de tout ornement. Il veut marier la surprise à la surprise.

Quand il fait son entrée, Hérode est satisfait de le voir

tour à tour, comme il l'a supposé, étonné, dépité, agacé.

Puis il sort de sa cachette, rejoint son visiteur, le serre dans les bras, recule à quelques pas afin de mieux considérer le plus beau rejeton de la souche hérodienne.

Il est grand, d'une taille inusitée en Judée comme en Samarie. Ses bras et ses jambes, découverts par une tunique à la spartiate, montrent des muscles bien affutés par les exercices de la palestre. Ses cheveux sont noirs, coiffés ras et dégagent le cou en fût de colonne. Tous les traits du visage s'unissent dans la même impression de mâle vigueur. Le dessin des arcades, du nez, de la bouche, marie l'élégance à la fermeté. Une moue d'autorité gonfle les lèvres.

Archélaos est déstabilisé par l'accueil de son père. Son regard questionne. Hérode le serre à nouveau dans ses bras, avec une tendresse, qui, si elle n'est pas simulée, est encore plus déroutante.

– Je vois Seigneur qu'on m'avait mal renseigné : tu n'es pas si affaibli que cela ! Tes bras ont conservé de la force.

– Mes bras, oui… Quant au reste !

– Antipas m'a dit que tes jours étaient comptés. Il est plein de délicatesse, mon frère…

– Nous y voilà ! Antipas !

– Il est impatient Antipas. Il guette ta mort, comme un vautour celle d'un mouflon blessé.

– Tu n'es pas un modèle de patience, Archélaos !

– Surtout quand je subis une injustice.

– Une injustice peut toujours être réparée.

– Que dois-je comprendre ?

– Tu m'as fort bien compris, mais j'aurai plaisir à te donner toutes les explications et toutes les assurances. Je vais te donner la teneur de mon testament… J'ai modifié ma succession. La prudence me le commandait au moins autant que la justice. Si Antipas restait mon seul héritier, comme je l'ai décidé après bien des hésitations, je te l'avoue, tu te dresserais contre lui après ma mort. Et les Romains en profiteraient, jouant tantôt sur l'un, tantôt sur l'autre, afin de mieux ramasser la mise.

Et si je te laissais le royaume, ton frère tenterait par tous les moyens de t'éliminer. C'est pourquoi d'ailleurs je ne veux pas d'un partage entre vous seuls. Philippe, que vous dédaignez, aura son lot.

– Et quel lot as-tu décidé pour moi ?

– Ce trône est pour toi !

– Ce trône ? Je serai roi ?!

– Et tu régneras sur la Judée, le cœur du royaume et sur la Samarie et l'Idumée, les terres où s'enracinent tes parents.

– Et Antipas ? Et Philippe ?

– Antipas aura la Galilée, la Pérée, la Gaulanitide… Philippe aura la Batanée, l'Auranitide, la Trachonitide.

– Père je suis heureux que tu me rétablisses dans mes droits… Heureux et fier ! Toutefois ce découpage m'étonne.

– Mais tu seras Roi, Archélaos ! Tu seras Roi ! Ne fais pas le difficile : tu es le plus avantagé. Et puisque tu ne me comprends pas à demi, je te l'avoue : tu es le plus avantagé car tu es le plus aimé.

– C'est ce que tu disais il y a peu à l'infortuné Antipater.

– Oui, avant que cet infortuné, comme tu dis, me trahisse. Mais toi tu ne me trahiras pas. Je te connais : tu as le sens de l'honneur. Tu seras le roi des Juifs par un acte légitime.

– Tu sais ce qu'est devenu l'enfant qui devait régner sur Israël ?

– Tu es bizarre mon fils : je t'ouvre mon testament ; je t'annonce que tu seras roi ; je te donne la meilleure part… Et tu me parles de cette histoire sotte, que j'avais oubliée !

– Certains de tes sujets ne l'oublient pas et des bruits circulent à Jérusalem.

– Je ne veux pas les entendre. Et tu devrais les mépriser, comme ils le méritent.

Laisse-moi à présent. Je suis fatigué. Avant la nuit je dois subir des soins qui ne soulagent que mon odorat. Je suppose que des servantes ont parlé. Point n'est besoin de torturer les femmes, quand elles peuvent se moquer d'un homme, tout en feignant de le plaindre ! Bref, tu sais ce qui m'accable !

Je te souhaite Archélaos de vieillir dignement ou de mourir en pleine gloire. J'aurais aimé ressembler à cet aigle d'or, que des jeunes gens manipulés par les prêtres ont jeté bas. J'aurais aimé mourir intact et resplendissant.

Dans la nuit du 13 au 14 du mois de Nissan, trente-troisième année du règne d'Hérode…

« Archélaos, te voici enfin ! Je ne t'ai pas entendu entrer !

Tu as bien fait de venir. Tu me distrairas. La nuit n'en finit pas. Tu m'aideras contre la douleur, qui ne me laisse aucun répit.

Jamais je n'aurai pensé que mon corps puisse devenir mon ennemi. Un ennemi qui sent que sa victoire est proche et qui exploite toutes mes failles. Un ennemi qui emploie les armes les plus viles et qui me salit avant de me terrasser.

Assiste-moi dans ce combat perdu d'avance ! Approche mon fils ! Je te vois mal. Mais je te reconnais à ta haute stature. J'aperçois même des reflets argentés sur tes épaules. Quelle carrure ! Tu es un vrai Samson !

Pour te regarder le peuple relèvera la tête. J'étais Hérode le grand. Tu es déjà Archélaos le magnifique. Les Juifs seront fiers d'avoir un roi qui échappe aux normes.

Tu gardes le silence. Tu es gêné par mes tendresses tardives de vieillard. Tu ne reconnais plus ton père… Quel père j'ai été ! Un Saturne qui étripe ses enfants. J'ai cru que mon trône était assailli par mes fils. J'étais si jaloux de mon autorité que j'ai dévasté ma famille… Nicolas me dit que je n'ai eu raison d'agir en roi, aux dépens de ma race, et de garantir l'état. C'est une formule d'historien qui n'a pas de prise sur mes regrets.

Pour Antipater ma conviction n'a pas changé. Sa mort si récente ne me tourmente pas. Pour Alexandre et Aristobule, c'est autre chose ! Qu'ils reposent en paix ! Je les ai condamnés, car j'étais infecté de soupçons, de vers ignobles qui m'ont miné la tête.

Des vers ! Et maintenant ces vers ont pris forme, senteur et couleur ; ils pourrissent mon sexe ; ils me…

Archélaos, pardonne-moi ! Je n'ai pas le droit de me plaindre. Je ne veux plus me lamenter. Il ne faut pas que mes derniers jours ne soient que gémissements et purulences.

Approche ! Prends ma place sur ce trône, où je m'effondre chaque nuit. Tu verras : il est juste à ta mesure. Viens ! Aide-moi à me lever ! Donne-moi la main ! Archélaos ! Archélaos ! Qu'attends-tu ?

Bon, je me redresserai tout seul. Et j'irai à toi. J'ai quelques pas à faire. Pourquoi un père devrait-il hésiter à rejoindre son fils ?

Je me guiderai sur la lumière qui nimbe tes cheveux… Tu es le roi des juifs et je te rends hommage. Tu n'as jamais été aussi grand ! Ton ombre envahit la salle, alors que ta tête est couronnée de feu. Te voici brillant comme une étoile. Tu es une étoile qui illumine ce palais !

Je sens ta chaleur qui me traverse. Est-ce possible ? Ta présence me brûle ! Par quelle magie ? Tu disperses des éclairs. Ta main crépite d'un foyer d'aurores !

Qui es-tu ? Qui t'envoie ? Tu n'es pas mon fils ! Tu es…

Ange ou démon, qui que tu sois, aie-pitié ! Achève-moi ! Accomplis ta mission ! Réduis-moi en cendre !

Mais dis-moi ton nom !

– Je suis l'Envoyé des enfants de Bethléem. »

Il faut qu'il grandisse et que moi je diminue

Ma très chère,

Puisque tu as voulu passer deux mois à Césarée, afin d'exploiter à ton aise les ressources de la ville, et profiter de l'air marin en la meilleure saison, je t'écris cette lettre, chose que je n'ai jamais faite depuis que je te connais, mais à laquelle les circonstances donnent aujourd'hui de l'utilité.

J'ai fait arrêter Jean le Baptiste. Il médite dans une cellule. Tu es donc à moitié satisfaite. Comme il a beaucoup de disciples en Galilée, qui ne supporteraient pas qu'un malheur lui arrivât, je l'ai enfermé à Machéronte. D'ici une semaine je rejoindrai la forteresse, où les imprécations de notre prophète ne dérangent que les rats.

Je suis soulagé que le baptiste soit privé de son auditoire. L'outrance de ses accusations créait du désordre. En dénonçant notre mariage il rameutait contre moi d'autres mécontentements. Il y a toujours dans le peuple des individus qui cherchent un prétexte pour remettre en cause l'autorité. Pour certains, pour beaucoup, que j'ai épousé ma nièce et la femme de mon frère n'a qu'une importance relative. Leur passion véritable est de maudire leur dirigeant. Et ils trouvent immanquablement des porte-parole.

Figure-toi qu'un autre prêcheur se manifeste depuis peu. Et mirabile dictu, comme disent les Romains, c'est le cousin de notre baptiste. Qui a dit que la terre de Galilée ne peut pas accoucher de prophètes ?

Pour l'heure celui-là ne fustige pas notre mariage et semble ignorer ton existence. Dût ton amour propre s'en agacer, tu n'as pas à t'alarmer… Mais sa parole sème le trouble.

Tu connais ma tiédeur en matière religieuse : je m'inquiète pour d'autres raisons…

Dans ses prêchiprêchas le nouveau prophète lance des énormités. Les hommes pieux s'en émeuvent, les scribes en discutent. Cet homme qui s'appellerait Jésus, qui aurait été menuisier à Nazareth, qui s'est installé à Capharnaüm, d'où il rayonne dans les collines de Galilée et sur les bourgades du lac, critique la Loi, prétend de sa seule autorité interpréter la Torah, et se présente comme le « fils de l'homme ». Nul ne devrait lui accorder du crédit. Or il convainc, il séduit, il recrute.

Tous les observateurs qui me rendent compte, me rapportent des prodiges. En admettant que mes espions cèdent de-ci de-là à la crédulité, voire à l'enthousiasme, ce Jésus a des dons hors du commun.

Ici il guérit la fièvre d'une grand-mère ; là il libère d'un souffle pestilent un possédé, qui crachait des insanités. Il aurait laissé un lépreux l'approcher ; il l'aurait touché ; il aurait effacé de sa peau jusqu'aux tâches les plus ignobles... Je te laisse imaginer comment les Pharisiens jugent ce commerce avec l'impureté.

Toutefois à chaque nouveau signe de sa puissance, le cortège de ses partisans s'étoffe. On me dit que cinquante personnes au moins lui emboîtent le pas, dès qu'il sort de Capharnaüm, qu'une foule s'assoit des heures durant autour de lui, quand il parle et qu'elle s'arrange d'un piètre campement, s'il lui prend l'idée de dormir sous les étoiles.

Certes, parmi ces gens, on trouve des têtes fêlées, des femmes extravagantes, des veuves inassouvies, des lunatiques accrochés à leurs tristes songes, des ténébreux qui cherchent en vain leur orient et quelques innocents de l'un ou l'autre sexe, que la guérison d'un moineau blessé exalte, qu'un coucher de soleil étourdit et qu'un sourire niais embrase d'amour, mais l'entourage du Nazaréen est surtout composé d'hommes d'une grande normalité.

Il a sa garde rapprochée. Au hasard de ses rencontres et au gré de son inspiration, il a choisi des jeunes gens, tous issus du peuple de la terre. Il les a liés à sa personne en trois phrases, leur a demandés de le suivre, comme s'il ne doutait pas de leur réponse. Et eux, comme s'ils attendaient ce moment depuis leur naissance, n'ont pas hésité.

Il paraît que certains, alors qu'ils pêchaient tout près de la rive, ont laissé leurs filets, leurs barques, leurs compagnons. Mieux, d'autres, des pêcheurs aussi, après avoir entendu Jésus, ont abandonné leur père entre ses deux rames. J'imagine la grimace du vieux, sa bouche qui suffoque, comme celle d'une carpe dans un panier, et ses yeux éberlués.

J'aimerais comprendre pourquoi des hommes, à la fleur de l'âge, disposant de ressources convenables, car comme tu le sais la mer de Galilée est très poissonneuse, ont accepté pareille aventure, pourquoi ils battent les chemins derrière ou devant leur rabbi, pourquoi ils supportent parfois des quolibets, parfois des menaces, une vie précaire, une mission douteuse, une allégeance bizarre. Je me renseigne par tous les moyens. Il se pourrait que nos pêcheurs soient assez proches des Zélotes. Et Jésus lui-même.

Quand on annonce ici le royaume de Dieu, c'est une machine de guerre contre l'occupant… La révolte de Juda a laissé des racines dans ma tétrarchie. La haine des Romains a ensemencé notre terre. Je ne veux pas qu'une poussée de violence complique mes relations avec eux et singulièrement avec le préfet, que tu salueras pour moi, quand tu le reverras, car je ne doute pas que tu aies cherché déjà sa compagnie.

Ma très chère, après t'avoir surprise, je t'ai peut-être ennuyée. Profite de la douceur de Césarée. Ici le vent est déjà trop chaud et dessèche tes fleurs. Salomé ne sort pas de son appartement, afin de préserver son teint. La beauté de ta fille me rappelle la tienne, qu'elle n'égale pas mais dont elle est tire sa source. J'ai soif de toi.

Je confie ce rouleau à notre intendant Khouza, qui doit superviser le débarquement d'un navire et qui arrivera à Césarée après-demain.

Mon bien aimé,

Tu ne m'avais jamais écrit de lettre ; mais je

t'encourage à recommencer, pourvu que dans la prochaine tu m'apportes des nouvelles meilleures encore !

Le Baptiste est enfin arrêté. Soit ! Tu as trop tardé. Mais tu m'enlèves un poids sur la poitrine. Je respire mieux et l'air de Césarée me semble maintenant plus doux, plus frais, plus salubre.

Ce gueux s'est déchaîné contre moi. Tu étais relativement épargné. A l'entendre tu subissais mon emprise ; j'étais la diablesse qui s'était emparée de toi, qui te réduisait à tous mes caprices, dont les charmes maléfiques triomphaient de ta volonté. Je crois qu'il stigmatisait en moi la femme libre, et peut être toutes les femmes, faute d'avoir avec elles un contact charnel. Je connais bien ces malades de la pureté, qui exècrent leur prochain, dans la mesure où ils le jalousent. Leurs yeux enflammés de colère brûlent de tous les désirs qu'ils refoulent. Et les privations qu'ils s'infligent emplissent leur bouche d'une salive fétide.

Le Baptiste est enfermé. Bien ! Mais ne t'arrête pas en chemin : qu'un malheur lui arrive ! Il faut tuer ce malfaisant ! Il faut tuer ce chacal !

Je ne te le demande pas seulement pour me venger des offenses subies. Je veux que tu montres de la fermeté, que ta faiblesse passée soit oubliée, que ta sévérité remplisse nos ennemis et nos amis de cette crainte respectueuse, sans laquelle les rois vacillent.

Il doit mourir. Pour notre repos. Pour notre honneur. Pour la tranquillité publique.

Je te laisse le choix des moyens. Cependant si tu le noyais dans le Jourdain, un peu en amont de la Mer morte, je serais comblée. Imagine : le baptiste tué par immersion dans le fleuve où ses partisans ont trempé ! Je rêve… Tu excuseras cette fantaisie…

Ta lettre évoque fort longuement un « nouveau prophète ». Tu y mets une curieuse complaisance et je sens que si le personnage inquiète un peu le politique, il intéresse l'homme… Or moi aussi j'ai des informations à son sujet… Figure-toi que Khouza m'a parlé de lui. Tu ne devineras jamais pourquoi… Jeanne son épouse l'a quitté depuis un mois environ. Elle a rejoint les partisans du Nazaréen ; elle est de « ces femmes extravagantes » dont tu parles ; elle suit partout le rabbi et distribue des aides aux plus misérables de sa bande.

Le pauvre Khouza s'est livré à moi en pleurnichant. Il m'a rappelé la mort de son premier né. Il dit que sa femme ne s'en est jamais consolée, surtout parce qu'elle ne peut plus avoir d'enfants. Il reconnaît lui avoir fait des reproches à ce sujet… Il lui a permis de suivre Jésus Nazareth. Mais il le regrette. Je ne sais ce qui le chagrine le plus, qu'il n'ait pas de fils, que Jeanne l'ait plaqué, qu'elle batte la campagne de Galilée ou qu'elle dilapide leurs économies.

Quant à moi, qu'une personne de sa condition se soit entichée de ce Jésus, me laisse perplexe. Comme tu l'écris, le Nazaréen « convainc et séduit » et il se pourrait que son influence grandisse…

Toutefois Ponce Pilate n'a pas connaissance du nouvel agitateur. La Galilée lui semble tranquille. Il a confiance en toi. J'ai eu un long entretien avec lui et une fois les mondanités d'usage épuisées, il m'a gratifié d'un exposé qui à mon avis te comblera.

Il approuve totalement l'arrestation du baptiste. Il ramène l'épisode à ses justes proportions : Tu as été offensé ;

un impudent t'a poursuivi d'attaques personnelles ; ta justice passe.

Pas une fois il n'a parlé de mon rôle dans l'affaire... Cet homme a du tact ou manque de cran. Enfin si je ne compte guère à ses yeux, toi tu as toute sa faveur !

Il loue ta sage administration ; il admire ton habileté ; il célèbre ton efficacité, dont il voit la preuve dans le développement de Tibériade ; il dit que ton amitié envers le peuple romain est citée en exemple par l'empereur lui-même ; il aimerait que tous les Juifs prennent modèle sur toi. Il pense d'ailleurs que l'ère des révoltes est close. Et il s'en félicite parce qu'il répugne à user de la force et à faire couler le sang. Selon lui le parti des Zélotes s'est beaucoup affaibli. Il ne mobilise plus que des songe-creux. Et, privé d'un porte-drapeau, il continuera à s'étioler...

Khouza se charge de ma lettre. Après avoir expédié ses affaires au port, il rentre à Tibériade. Je suis sûre qu'il ne traînera pas en chemin... Il espère que sa femme aura regagné leur foyer. Toujours larmoyant il m'a répété qu'il ne peut vivre sans elle.

Mon très cher, je ne suis pas aussi sentimentale que notre intendant. Et d'ordinaire je préfère donner à mes déclarations un tour moins expressif. Mais je l'avoue : Hérode manque à Hérodiade, sans doute comme Hérodiade manque à Hérode.

Ma chère Jeanne,

A mon retour de Césarée j'espérais te retrouver. Hélas ! Notre maison est vide. Mais tout m'y parle de toi.

Tu as laissé des vêtements ; je les étale sur notre lit ; je les respire, car ils sont imprégnés de ton parfum. Tu as oublié une petite boîte de khôl ; je l'ouvre et la referme sans cesse ; et je pense à tes yeux, si vivants en moi, à ton regard si intense.

Ma Jeanne, tu peux rentrer, quand tu veux ; tu dois reprendre ta place à mes côtés. Reviens !

Je ne sais pas de quel côté te chercher. A Cana ? A Capharnaüm ? A Bethsaïde ?

Je remets cette lettre à un jeune serviteur, qui a des amis dans la bande de ton Jésus. Il finira par te trouver et il sera plus heureux que moi.

J'ai parlé de toi et de ton Rabbi à Hérodiade. J'ai eu tort. J'ai bien vu qu'elle se moquait de mon chagrin. Et cette femme est capable de tout... Pour le moment sa colère est dirigée contre le baptiste. Il est enfermé paraît-il à Machéronte. Antipas souhaite aller dans la forteresse. J'espère ne pas être du voyage.

Je ne veux pas m'éloigner de toi. Je veux garder la maison, pour t'accueillir, quand tu en franchiras le seuil. Reviens Jeanne ! Ton Jésus ne peut pas t'aimer comme je t'aime !

Mon bien aimé,

Je quitte demain matin Césarée. J'accompagnerai Ponce Pilate à Jérusalem. Il met à ma disposition une litière d'apparat et une garde spéciale. Cet homme qui semble froid, retenu, modéré, montre à ta femme une amitié vive et débordante. Je n'écris pas cela pour te rendre jaloux mais pour te confirmer que nous pouvons tabler sur lui. C'est pourquoi je reçois ses amabilités avec tous les signes de l'intérêt et de la gratitude, alors qu'il a déjà épuisé ma patience.

Je resterai une semaine tout au plus à Jérusalem, où Salomé devrait me rejoindre. Nous habiterons le palais de ton père, qui je te le rappelle fut le meurtrier du mien. Il ne faut jamais perdre l'occasion de remuer la mémoire des crimes familiaux.

De Jérusalem nous irons à Machéronte et en traversant le Jourdain je penserai au Baptiste. J'espère que tu as pris des dispositions pour sa mise à mort. Tu me trouves sans doute d'une insistance pénible. Et il est vrai qu'en toute chose je suis plus acharnée que toi.

Je te connais Antipas : tes résolutions ressemblent aux neiges du Liban. Elles brillent puis elles fondent ! Je confie ce message à un centurion qui doit retourner à sa garnison de Tibériade.

Ma chère Jeanne,

Je t'écris de Gadara. Antipas m'a ordonné de l'accompagner à Machéronte. Et il a choisi un itinéraire singulier. Il doit craindre que des partisans du Baptiste lui cherchent noise dans la vallée du Jourdain. Et quoique défendu par une belle escouade il a préféré s'en écarter. De plus notre maître a le souci de son confort.

Dans les superbes villes de la Décapole il trouve gîte et subsistances à son goût. Gadara surpasse Tibériade en beauté, en population, en superficie. Demain nous partons à Gésara. Je m'éloigne de toi. Nous allons traverser des régions arides. Et je crains les bosses et les creux du chemin. Les soldats auront tout loisir de se moquer du gros Khouza, trimballé dans un désert de rocailles et de poussière. Le soir à l'étape il faudra que je prenne sur moi, afin de ne rien montrer de ma fatigue, même si j'ai le dos rompu et les fesses talées. Tu me pardonneras de te donner ces détails. J'espère que tu t'intéresses encore à ton volumineux mari, qui de son côté ne pense qu'à toi.

J'ai trouvé en ville un homme de Bethsaïde. Il n'a qu'une idée en tête : rencontrer Jésus de Nazareth. Je lui remets cette lettre. Et quand il aura rejoint votre rabbi, il devrait te contacter aisément. J'ai la certitude que tu liras quelque jour ces paroles. J'ai hélas la certitude que tu n'y répondras pas. Cela ne m'empêche pas de te répéter que je t'aime et que l'idée de te revoir dans notre maison éclaire mes plus tristes journées.

Mon bien aimé,

Je perds mon temps à Jérusalem. Ponce Pilate continue à m'accabler de prévenances qui me créent des obligations. J'ai participé à trois de ses fêtes, où je me suis gardée de goûter quelque nourriture solide que ce soit, afin de ne pas renforcer ma réputation d'impiété, car les espions du Sanhédrin sont partout et ne me pardonneraient aucune incartade. Bref j'assiste aux banquets des Romains, je trempe mes lèvres dans une coupe de Lesbos, un canthare du meilleur vin de Chios, je regarde en baillant des danseuses déchaînées ou enchaînées, je réponds au procurateur par des sourires plus que par des paroles et je m'ennuie affreusement.

Il me tarde d'être à tes côtés à Machéronte, d'autant que les rapports que je reçois me contrarient.

Le Baptiste est toujours vivant, plus maigre que jamais sans doute mais vivant. Et si tu ne l'obliges pas à se nourrir, tu ne manques pas de le visiter dans sa cellule. A quoi joues-tu mon prince ? J'écarte l'hypothèse que l'on m'a présentée : tu ne choisis pas de le faire attendre, pour brutalement tromper ses espérances ; tu ne ressembles pas au chat qui, la souris entre ses griffes, s'amuse à lui laisser croire qu'elle peut survivre. Cette cruauté digne de ton père n'appartient pas à ton tempérament.

Je crois hélas que tu trouves de l'intérêt à la compagnie de Jean, que tu aimes à l'entendre, que tu supportes aisément ses anathèmes, quand il les fait suivre ou précéder des articles bizarres de sa croyance. Pour un peu tu lui demanderais de te faire barboter dans une des citernes de la forteresse, afin d'être purifié !

Mon ami, n'oublie pas qui tu es ! N'oublie pas le tombereau d'injures qu'il a déversé sur toi. Et sur moi. Mais si tu ne tiens pas compte de la femme que tu as choisie envers et contre tous, calcule le profit politique, que tu retireras, quand tu auras démontré ta force et réduit à néant l'illuminé qui te défiait !

Dès que je pourrai échapper à Ponce Pilate je viendrai à Machéronte. Si tu fais exécuter ton prophète desséché avant mon arrivée, je serais comblée. Si tu m'attends pour nettoyer notre air de cette pestilence, je serais ravie. Que j'assiste ou non à sa mise à mort n'a que peu d'importance. L'important est qu'il périsse !

Salomé serait volontiers restée à Jérusalem, où elle

compte déjà une centurie d'admirateurs. Je l'ai convaincue d'être du voyage de Machéronte. Son humeur est pour le moment détestable. Tu auras peut être l'art de lui ramener le sourire.

A bientôt entre les parois de ton nid rocheux.

Mon cher,

J'espère que cette lettre te parviendra. Je l'ai remis entre les mains d'un fidèle du baptiste, qui ne peut supporter son arrestation. Avec quelques autres ils descendent à Machéronte. Mais je ne sais pas quelles sont au juste leurs intentions. S'ils croient pourvoir délivrer Jean, il est évident qu'ils se trompent. S'ils veulent attendre sa libération, ils risquent de perdre patience. S'ils comptent après sa mort l'ensevelir selon les rites prescrits, ils devront persuader Hérode au plus vite.

On m'a remis ton message de Gadara. Tu m'invites à rejoindre notre maison, au moment où tu t'en éloignes. Or ni aujourd'hui ni demain je ne veux quitter le rabbi.

Si tu avais croisé une fois son regard, si tu l'avais entendu dire quelques mots, si tu l'avais vu rendre la vie à une jeune fille, tu saurais pourquoi je tiens à rester avec lui, à suivre son ombre, à guetter ses paroles.

Hier nous étions nombreux à attendre Jésus au bord de la mer de Galilée, à Capharnaüm. Il était passé à l'opposé, chez les Gadaréniens, où tu t'es trouvé voici quelques jours. Cela fait une longue traversée. Heureusement le temps était calme. Et la mer, lisse comme du marbre. Nous avons vu de très loin la barque où Jésus était assis, en figure de proue.

Il avait tout juste mis le pied sur le rivage, que la foule l'entoura de supplications et de louanges. J'étais un peu en retrait et j'ai vu un homme arriver, écarter les gens autour de lui. On m'a dit après qu'il s'appelait Jaïre et qu'il était le chef des anciens à Capharnaüm. Beaucoup le connaissaient et le craignaient. Quand il aborda Jésus, il était essoufflé. C'est un homme corpulent. Mais il se jeta aux pieds du Rabbi, en lui demandant de venir chez lui, où sa petite fille était sur le point de mourir. J'ai entendu ses paroles :

« Seigneur, vient lui imposer les mains, pour la guérir ! ».

A mes côtés un homme s'est scandalisé :

« C'est incroyable ! Un chef de synagogue s'agenouille devant le Nazaréen et l'appelle Seigneur ! »

Jésus avec ses disciples et une foule curieuse et exaltée accompagnèrent Jaïre chez lui. Sa maison est au cœur du village. En chemin Jésus s'exclama : « Qui a touché mon vêtement ? » J'étais à quelques pas de Jean, Pierre et André qui s'étonnèrent :

« Maître comment peux-tu dire, pressé par cette foule, « Qui m'a touché ? » ? ».

Mais Jésus s'obstina et en se tournant et retournant il scrutait les visages. Alors une femme lui enlaça les genoux et lui déclara qu'elle avait voulu effleurer son manteau afin d'être guérie, car depuis des années elle perdait du sang en dehors de ses périodes.

Le Maître sourit et l'assura que sa foi l'avait exaucée. Des murmures coléreux s'élevèrent chez ceux qui blâmaient l'audace de la femme impure, déploraient la miséricorde de Jésus ou s'impatientaient du retard qu'il avait pris. Mais moi j'étais inondée de joie, parce que le Rabbi avait, en passant, délicatement, mystérieusement, délivrée une femme de sa douleur et de sa honte.

Quand Jésus arriva devant la maison de Jaïre, il trouva sa famille et ses voisins en pleurs. Les sœurs de Jaïre et les sœurs de sa femme criaient :

« Tu arrives trop tard ! C'est trop tard ! Elle est morte ! ».

Mais Jésus les repoussa et dit d'une voix douce :

« Pourquoi criez-vous ? Ne criez pas ! Vous allez réveiller l'enfant ! ».

Alors de tout côté on l'accusa d'être sourd, d'avoir la tête fêlée, et surtout de se jouer du chagrin d'un père. Sans répondre il franchit le seuil, ordonna à la parenté de quitter la maison, et suivit Jaïre et sa femme, accompagné seulement de trois disciples. C'est Jacques, un des trois, qui m'a raconté le miracle.

La fille de Jaïre était couchée sur une étoffe magnifique, à grands ramages pourpres et verts. Le visage de la petite morte ressemblait à une jatte de lait posée sur un tapis.

On n'avait pas pris le temps de ramener ses mains sur sa poitrine. Elles pendaient de chaque côté du lit, d'une blancheur pitoyable. Le Maître prit la main droite de l'enfant entre les siennes, la garda quelques instants, ferma les yeux et dit « Jeune fille, lève-toi ! ».

Le silence qui régnait dans la pièce était si pur, que chacun put entendre le bois craquer légèrement, quand la fille de Jaïre se redressa sur son lit.

Puis elle en descendit et marcha de ci de là, avant d'étreindre sa mère, son père mais non Jésus qui s'était déjà retiré. Jaïre le rattrapa dehors. Et dans un premier temps ses larmes et ses cris indistincts firent croire à la foule qu'il exhalait encore son chagrin et reprochait au

maître son impuissance. Puis l'équivoque fut levée. Et un trouble inouï s'empara de tous les gens. Les uns chantaient ; les autres s'apostrophaient ; d'autres restaient saisis de stupeur. J'en ai vus aussi qui riaient en hochant la tête, comme des ânes.

J'aurais bien aimé embrasser notre Maître et embrasser la fille revenue d'entre les morts. Je les ai bénis longuement dans mon cœur, si longuement que j'avais l'impression de les porter en moi.

Ce récit n'est sans doute pas ce que tu attendais. Mais je t'ai rapporté ce que je vis. Avec Jésus tous les jours apportent surprise et bonheur. Dans l'épisode d'hier, ce qui m'a touché, c'est qu'il a mis sa puissance au service des femmes, une malheureuse que ses hémorragies ont retranchée de la société et une jeune fille que la maladie a séparée des vivants.

Je ne sais pas encore qui est Jésus. Souvent lui-même se désigne comme « le fils de l'homme ». Personne autour de moi ne comprend. La plupart commencent à dire que la Nazaréen est le Messie et qu'il chassera bientôt le Romains.

Ta femme ose croire qu'il n'est pas venu pour nettoyer la terre d'Israël mais pour donner à ses habitants une autre espérance.

Khouza tu n'as qu'un seul parti à prendre : quitte Antipas, Hérodiade, Machéronte. Rejoins-moi ! Rejoins le Seigneur. Tu auras meilleure compagnie.

D'Hérodiade, au préfet Ponce-Pilate.

Je sais que l'emploi du temps d'un préfet est dévoré chaque jour par mille occupations. Je me permets toutefois de te solliciter afin que tu écrives à mon mari, cet homme si influençable et si irrésolu.

Depuis trois jours je suis à Machéronte. Et j'enrage !

Comme je le craignais, le Baptiste est toujours vivant. Vivant et puant ! Les hyènes dans leur tanière ne doivent pas dégager plus forte puanteur que Jean dans son cachot. Hérode n'a pas de nez, car il descend chaque jour s'entretenir avec lui.

Je l'ai suivi hier en cachette. J'ai marché à tâtons dans un boyau souterrain, à peine guidée par les torches qui brasillaient loin devant moi. Quelle déchéance pour une princesse hasmonéenne ! Mais il fallait que je me rende compte en personne.

Le Baptiste n'est plus maigre : il est rétréci. Il couvre sa nudité de haillons qui ont davantage d'épaisseur que la momie qu'ils enveloppent.

J'ai entendu Antipas l'interroger sur la fin des temps. Oui, mon époux et son prisonnier dans les bas-fonds de la forteresse discutent, comme deux prêtres sur le parvis du temple. La fin des temps !

Je te prie d'adresser à Hérode une injonction très claire. Tu ne manqueras pas d'arguments pour le persuader d'éliminer un agitateur. Khouza notre intendant m'a dit que des partisans de Jean sont installés dans le voisinage de la forteresse. Sont-ils nombreux ? Que cherchent-ils ? Que préparent-ils ?

Je sais par ailleurs que nombre de ses disciples ont rejoint un certain Nazaréen, qui commence à faire du bruit, à susciter des espoirs dangereux, à rameuter tous ceux qui haïssent Rome.

Il faut tuer la sédition quand elle est dans l'œuf des serpents.

Je me repose entièrement sur ton sens politique. Je connais ta sévérité envers les fauteurs de trouble. Le Baptiste enfermé reste dangereux. Antipas feint de ne pas le comprendre.

Je peine à définir le lien qui attache le geôlier à son captif. Il prend du plaisir à le tenir à sa merci. En même temps il l'admire et continue à le craindre. Il est partagé entre répulsion et fascination. Jean le dégoûte et l'instant d'après l'envoûte.

L'abjecte comédie a trop duré. Hérode, qui n'est pas des plus courageux, suivra sans doute tes recommandations. Surtout si tu leur donnes ce ton ferme, que j'apprécie tant chez toi. J'attends sereinement les effets de cette lettre.

Vale.

Ma très chère,

Merci Jeanne ! Merci pour ta longue lettre. Même si tu y parles plus de ton Jésus que de nous. Tu me demandes de te rejoindre et je le ferai avec tant de joie, si j'en avais la liberté. Je rêve chaque nuit que tu te jettes dans mes bras. Le réveil est toujours douloureux. Ton image me poursuit encore. Je t'aime Jeanne ! Ton Jésus ne peut pas t'aimer comme je t'aime. Je suis le seul intendant de ton cœur.

Mon séjour ici me pèse. Tu ne connais pas la forteresse. Elle est bâtie sur un mont dénudé, entre des monts pelés. Il est impossible de gagner les terrasses qui offrent des vues sur la Mer morte, sans être rôti par le soleil. Dans les salles intérieures, si luxueuses soient-elles, la lumière et l'air manquent. Je suis condamné à une vie de lémure.

Cependant depuis que Salomé et Hérodiade sont arrivées de Jérusalem, je suis un lémure très occupé.

Hérodiade ne décolère pas. Elle ne pardonne pas à Hérode d'avoir laissé la vie au baptiste. Elle lui en a fait une seule fois le reproche avec une véhémence froide, si j'ose écrire, qui ne lui ressemble pas. Mais elle reporte toute sa hargne sur son entourage, les serviteurs, les gardes, les esclaves et comme de juste sur moi. Elle m'a demandé de soigner tout spécialement les repas d'Hérode. Elle exige les vins de Grèce les plus prestigieux, des fruits dont je ne connaissais pas l'existence et des nourritures extravagantes, si rares, si nouvelles, que je ne saurais les qualifier de convenables ou d'impures. Non seulement j'assume un lourd travail mais je dois supporter une surveillance tatillonne. On dirait que la princesse veut devenir intendante à ma place. Elle m'accable d'ordres et de contre-ordres, de vérifications, de critiques, de soupçons parfois, quand elle imagine que je détourne à mon usage de l'huile, des figues ou du sésame.

Quant à Salomé elle passe tout son temps avec son beau-père. Elle lui joue de la cithare ; elle lui raconte des potins de Césarée et de Jérusalem ; elle le fait rire ; elle lui donne des cédrats confits à la becquée. Je l'ai surprise qui lui massait le cou. Antipas souriait béatement sous les doigts déliés de son enchanteresse.

Il me semble que si j'étais une femme et une mère je ne supporterai pas cette excessive familiarité entre ma fille et mon mari. Toutefois les princes ont d'autres règles que le peuple. Ce qui choquerait un pêcheur de la mer de Galilée amuse dans la famille du tétrarque.

Comme j'aimerais laisser ces gens à leurs affaires ! Comme j'aimerais me retrouver avec toi parmi les oliviers et les grenadiers de notre jardin !

Quand je vois Salomé minauder, lorsque j'entends Hérodiade vitupérer, je pense à ton sourire paisible, je songe à ta réserve pudique. Et ces pensées sont aussi douces que pénibles.

Vale.

De Ponce Pilate, préfet, à la princesse Hérodiade.

Tes vœux sont exaucés : Jean le Baptiste est mort. Si ce que j'ai écrit à ton mari a pu avoir de l'effet sur sa détermination brutale à défaut d'être rapide, j'en suis heureux.

Antipas a beaucoup tardé et en retardant une exécution nécessaire, il a paru le jouet d'on ne sait quelles lubies. Quand je pense que depuis l'envoi de ta lettre un mois s'est écoulé ! A force le prisonnier a du croire qu'il aurait la vie sauve, qu'il serait libéré, qu'il pourrait reprendre son détestable ministère.

J'ignore quelles ont été les modalités de son exécution. L'essentiel est ailleurs : le tétrarque a repris le contrôle de lui-même et toi tu es débarrassée de celui qui t'a injuriée avec tant de violence et de constance.

J'espère avoir le vif plaisir de te voir à Jérusalem ou à Césarée. Ta visite apporterait dans mes mornes occupations une douce embellie. A bientôt. Vale…

De Hérodiade au préfet Ponce-Pilate.

Tu sembles te féliciter de la décision du Tétrarque et tu suggères que ta lettre l'a influencée. Or Antipas que j'ai interrogé prétend n'avoir jamais reçu un message de toi.

Mais l'essentiel est ailleurs : je suis débarrassée du baptiste. Les modalités de son exécution ne me méritent pas de longs discours. Une tête a été tranchée. Une bouche a formé un dernier rictus. Un malfaisant a cessé de nuire. Nous rentrons demain à Tibériade en passant par la rive est du Jourdain. Salomé a prévu une halte à Pella. Tu ne me verras pas à Jérusalem.

Vale.

Khouza !

Je viens d'apprendre la nouvelle, que je n'arrive pas à qualifier. Ce qui m'atterre le plus, c'est que tu ais pris part à cet événement. Khouza, ta complaisance envers tes maîtres n'a pas de limites ! Tu n'es pas coupable mais tu as servi les coupables. Tu as facilité le crime. Je suis remplie de honte et de dégoût.

Je ne veux plus jamais te revoir ! Tes protestations n'y

changeront rien.

Voici ce qui m'a été rapporté.

Hérodiade t'a ordonné de préparer un banquet d'une richesse insurpassable. On m'a fourni une série de détails que je ne demandais pas. Tu as fait acheter quinze agneaux, tendres et gras à plaisir. Tu as demandé que les gigots macèrent deux jours dans une huile de Galilée, fine, verte, et au parfum d'herbes coupées. Tu as commandé des cailles par dizaines, destinées à rôtir avec des dattes, des figues, des raisins. Pour les douceurs on ne m'a rien dit. J'imagine qu'elles n'ont pas manqué. Je sais que tu as choisi des vins de Chios, de Thasos et du Falerne. C'est toi qui as du arranger la salle avec des lits à la romaine, des tables au piétement de bronze, une profusion de coussins brodés, des brûle-parfums garnis d'oliban et de santal, des candélabres géants. C'est toi qui as choisi les tapis disposés devant les convives, pour délimiter l'aire des funestes divertissements. C'est toi qui as engagé les musiciens de Nabatène.

En toute chose tu as suivi les ordres d'Hérodiade et souvent pour la flatter tu les as dépassés.

On m'a dit que tu as montré une panthère, capturée dans les cavernes de la Pérée. Tu voulais sans doute que chacun puisse reconnaître ta maîtresse en cet animal.

Mais ce n'était pas le point fort du spectacle. Tu savais j'en suis sûre que Salomé devait danser à la fin du repas, lorsque Hérode serait gavé de nourritures et étourdi de boissons.

Jamais on n'a vu une princesse juive se produire en public. Personne n'aurait imaginé que la petite fille d'un roi pût se joindre à des esclaves dressées à jouer de leurs hanches et de leur ventre. Et l'impudique, la perverse, la souillure faite femme n'a pas hésité ; elle s'est trémoussée devant ces hommes remplis de viandes et de vin, devant son beau-père qui, à la manger des yeux, oubliait de vider sa coupe.

Il paraît que les spectateurs ont d'abord hésité à l'applaudir en rythme, puis qu'ils ont oublié leur retenue, qu'ils ont stimulé la danseuse de leurs cris et qu'ils ont poussé des rugissements, quand Salomé s'est jetée devant Hérode, à genoux les bras écartés, le buste offert, à peine voilé d'une soie.

Alors le prince subjugué lui a promis tout ce qu'elle pouvait désirer, et jusqu'à la moitié de son trésor. Salomé, tout à coup pudique, a demandé la permission de se retirer, afin d'adopter une tenue convenable. Je suis persuadée qu'Hérodiade attendait sa fille, et le résultat du plan qu'elles avaient arrêté. Telle un soldat en mission Salomé a reparue dans la salle, s'est dirigée d'un pas empressé vers Antipas et lui a demandé la tête du Baptiste…

Ton banquet, Khouza, ton merveilleux banquet s'est terminé dans l'abjection. Tu étais là. Tu as vu. La tête tranchée. La coupe d'apparat. Les cheveux englués. Les traînées de sang. La bouche de Jean qui formait un cri. Et je suis épouvantée à ta place.

Adieu Khouza. Si notre fils avait vécu, je lui apprendrais à maudire ton nom !

Jeanne !

Qui t'a raconté ces fables ? Qui a inventé ce banquet, son décor, ses mets, et le numéro lascif de Salomé ? Quel fou ? Quel fanatique ? Quel homme vicieux au point de m'associer au meurtre du baptiste ? Je ne suis pas un complice, tout juste un témoin. Pourquoi me condamnes-tu si vite, sans avoir même la pensée et l'espoir que je peux me disculper ?

Me croiras-tu si je rétablis la vérité ? Et seras-tu capable de la faire connaître à ton entourage ?

J'étais là, oui, j'étais là quand Hérode Antipas a ordonné d'exécuter son prisonnier. C'était au cours d'un repas familial. J'étais convoqué, pour régler quelques points d'intendance. Le tétrarque était détendu ; il dégustait des pigeons aux amandes. Salomé, assise en tailleur lui massait les pieds et les parfumait de nard. Hérodiade se lança dans une longue supplique, où tous ses griefs contre Jean étaient tissés de considérations politiques. Je me souviens précisément qu'elle invoqua Ponce-Pilate. Selon elle le préfet souhaitait qu'Hérode éliminât le Baptiste, dangereux pour tous les Hérodiens et nuisible à la paix de sa province. Pilate ne pouvait ordonner cette mise à mort, mais il comptait sur la sagesse du tétrarque pour s'y résigner…

La princesse ajouta que nombre des serviteurs du palais allaient écouter le prophète et que ses partisans depuis le bas Jourdain faisaient mouvement sur Machéronte, comme s'ils prétendaient le libérer.

Elle termina son exhortation sur ces paroles que je te rapporte moi, fidèlement : « Je sais que je t'ai demandé souvent d'en finir avec le Baptiste. Tu m'as reproché cette obsession. Mais si tu m'écoutes aujourd'hui, tu ne céderas pas à ton épouse ; tu céderas à la raison. »

Alors sans commenter le propos de sa femme, Hérode a quitté la salle. J'ai cru que, lassé une fois encore, le prince cherchait dans la fuite la tranquillité. Mais quelques instants après il est revenu, accompagné d'un garde qui tenait à bout de bras la tête de Jean le Baptiste. J'ai pu observer que le sang ne coulait plus du cou débité.

Voilà comment le prophète est mort. Et dans cette mort je n'ai pas la moindre part.

Je ne comprends pas Jeanne que tu aies cru la version folle qu'on t'a présentée. Je comprends encore moins que tu m'accuses. Tu me rejettes en des termes insupportables. Et tu inverses les rôles. C'est toi la femme qui prétend me répudier. Reprends tes esprits ! Reprend ta place ! Reste mon épouse ! Et méprise les dévoyés qui croient à leurs mensonges.

Maintenant je discerne comment naissent les légendes. Leur grain germe vite quand le terreau est favorable. Et quand elles ont pris racine, il est impossible de les arracher. Salomé dansera longtemps dans la mémoire des hommes. Ce qui me frappe, c'est que l'histoire du banquet, du roi subjugué par une princesse, d'un homme condamné rappelle étrangement l'épisode d'Esther. Je pense que les disciples du baptiste ont souhaité donner à sa mort tout le lustre possible, avec cette référence aux écritures. Et je crois que les disciples de ton Jésus sont capables d'accréditer la sinistre fantaisie et de la colporter.

Jeanne tu m'as causé une peine immense et je ne vois

qu'un moyen de la réparer : Rentre à Tibériade ! Abandonne ces gens qui perturbent ton âme ! Retrouve un jugement sain et si possible un peu d'amour pour ton mari, qui t'aime en dépit de tes malédictions !

Loukas

Mon cher Théophile je t'adresse encore un récit, qui sans doute n'aura qu'une importance relative à tes yeux, mais qui m'importe aujourd'hui. Il est possible que je m'y montre moins scrupuleux, moins exact, et plus familier que dans mes textes précédents. On évite rarement la complaisance, quand on dévide ses souvenirs. L'émotion altère le jugement. La nostalgie émousse les aspérités de la vie. Quoiqu'il en soit, je tiens à t'expliquer sinon qui je suis, du moins d'où je viens. A bien réfléchir le travail que j'entreprends pourra satisfaire certaines curiosités.

I

Je suis né dans la troisième année du règne de Tibère, à Séleucie de Piérie, qui est le débouché maritime d'Antioche. Ma famille comptait parmi les plus anciennes de la ville. Mon père assurait fièrement que nous descendions d'un soldat macédonien du roi Séleucos, qui aurait participé à la création du site. Je tiens à préciser que je ne me sens nullement macédonien et pleinement grec.

Notre maison était située à proximité des quais et

voisinait avec les entrepôts. Dès que j'ai su marcher, j'ai voulu voir les bateaux qui mouillaient dans le port. Ma mère me l'interdisait et quelquefois elle m'a rattrapé, alors que je m'avançais résolument vers une des jetées qui encadraient le plus grand des bassins.

Plus tard, avec les copains du quartier, nous avons passé de belles heures à regarder le déballage des cargaisons. Le spectacle nous régalait. Les marins carguaient les voiles rouges, bleues, brunes. Rompus à cet exercice, les marins s'interpellaient quand même et ponctuaient leurs efforts d'insultes. Ils se traitaient de culs béants ; ils se vouaient au supplice du raifort dans l'anus. Et nous répétions ces invectives sonores, que certains d'entre nous se chargeaient de nous expliquer.

Pour vider les soutes les hommes étaient à la peine. J'admirai leur force, leur habileté, et le jeu de leur musculature. Je les voyais comme des cousins d'Atlas, qui chargeaient leurs épaules sinon de l'univers du moins des produits du monde. Car ils débarquaient des sacs de blé, d'épeautre, de sésame, des rouleaux d'étoffe, des bois précieux, des lingots de plomb, des vases d'albâtre, de la vaisselle d'étain, des céramiques sigillées, des peaux tannées, des ballots de fourrure, des paniers de sel, et des amphores de tout calibre remplies de vin, d'huile, de garum.

Mais ce que je préférais, c'était l'accostage d'un bateau de pêche. J'étais curieux de toutes les créatures marines que les filets avaient rassemblées. Lorsque les pêcheurs transvasaient des poulpes, les tentacules roses et grises qui tentaient de se faufiler sous le couvercle des bourriches me fascinaient. J'aimais voir couler d'un bac à l'autre la monnaie d'argent des sardines. Puis il y avait les gros poissons, des bêtes plus lourdes et plus longues que moi, qui gardaient encore sur leurs écailles une moire d'arc-en-ciel. Parfois on débitait les prises directement sur le quai. Un coup de hache faisait apparaître la chair pourpre d'un thon. Et les matrones emportaientdes tranches rutilantes.

J'ai pris soin de t'avertir mon cher Théophile. Je me perds déjà dans les détails, qui n'ont de prixque pour moi… Cependant je crois que ma familiarité ancienne avec les bateaux, les marins, les produits de la mer m'a permis d'accepter d'un cœur léger tous les voyages que j'ai faits à l'âge adulte.

Mon enfance a été heureuse à Séleucie, entre le port et la ville accrochée à ses pentes raides. Mon père me guidait parfois jusqu'à la citadelle. Son architecture ne nous intéressait pas. Ce que nous cherchions là-haut, c'est un large regard sur la mer. Il me semblait qu'elle ne s'étalait pas à nos pieds mais qu'elle dressait une tenture énorme, à peine liée à l'horizon et capable de se gonfler davantage pour s'emboîter avec le ciel.

Mon père s'appelait Loukas, comme moi. Il était médecin, comme moi. Certains ne supporteraient pas d'être une réplique de la figure paternelle. Ce n'est pas mon souci. Mon père reste à mes yeux un exemple insurpassable, non seulement par ses pratiques et son premier enseignement mais par son caractère. Quand j'énumère ses qualités, il me semble que je suis toujours en dessous de la vérité. Chacun peut se faire une idée abstraite de la droiture, de la patience, de la douceur. Quant à moi j'ai fréquenté chaque jour leur figure vivante et aimante.

Il se revendiquait comme un émule d'Érasistrate. Une longue dynastie d'élèves avait transmis l'héritage de ce grand médecin qui exerça un temps à Antioche, avant de rejoindre Alexandrie. Mon père entretenait le culte et tâchait de m'enseigner les points essentiels de sa religion médicale. Il m'affirmait que le cœur n'est qu'un soufflet, qu'il n'était pas le siège des sentiments et que ce muscle compartimenté ne dirigeait pas l'intelligence. Parfois il me frappait le front d'un doigt vigoureux et me disait : « C'est là-dedans que tu penses ! ».

Je crois qu'il avait disséqué, comme le demandait jadis Erasistrate, des cadavres humains. Il était passionné de ce qu'il appelait l'arbre des nerfs, auquel il attribuait une importance décisive dans nos mouvements, nos sensations, nos émotions. Il avait des idées très arrêtées sur l'hygiène auxquelles il soumettait toute la famille. Deux fois par semaine il nous conduisait aux thermes, ce que ma mère désapprouvait car elle pensait que l'alternance des bains chauds et froids était nocive.

Quand j'eus douze ans, mon père décida de s'installer à Antioche. Je me suis senti déchiré, en quittant ma ville, mes camarades du port et la mer. Ma mère se moquait de mon chagrin, car elle était contente de vivre dans une des plus grandes villes du monde. Mon père tâchait de me consoler de mille manières. Il m'expliquait que nous habiterions dans une île sur l'Oronte, que notre maison serait deux fois plus grande que celle de Séleucie, que sa clientèle nous offrirait un train de vie bien supérieur, et que plus tard je pourrai étudier auprès de médecins fidèles aux théories d'Erasistrate.

C'est par le fleuve que nous avons rejoint Antioche, en mars. Les eaux du Liban avaient bien nourri l'Oronte. Très vite la navigation me divertit de mes peines. Près de l'estuaire nous avons traversé le jardin de la Syrie. Les oliviers, les amandiers, les figuiers, les grenadiers et des pêchers que j'ai vus couverts de fleurettes roses, composaient des vergers, que les cultures de lin ou de navette échancraient de ci de là.

Puis, très vite en amont, la vallée s'est resserrée. Il me semblait que le fleuve s'était battu contre les avancées de la montagne. Il ne creusait pas de véritables gorges. Mais, tel un nageur à la peine, il louvoyait entre les barres rocheuses. Au bout de trois heures nous avons découvert Antioche. A l'avant du bateau je suis resté stupéfait.

L'énorme ville, teintée aux ocres du couchant, dévalait de ses collines, investissait la plaine. Dans ce gisement de marbres, de tuiles, de briques, de colonnes je ne distinguais aucun monument ; mes regards s'épuisaient à prendre la mesure de la métropole. Je repensais à Séleucie, qui m'apparaissait tout à coup, si modeste, si chétive que j'en aurais pleuré.

*

* *

J'ai vécu seize ans à Antioche, entre notre arrivée et ma rencontre avec Saul. Je reste attaché à ces années qui m'ont permis de devenir un homme puis un chrétien. Vois-tu, mon cher Théophile, c'est pour expliquer ce passage, que je tiens à dévoiler les petits secrets de ma jeunesse. J'imagine que j'y prendrais du plaisir. Les jours me sont comptés. Je sais qu'un médecin se trompe aisément sur lui-même. Mais je suis sûr que j'entrerai bientôt dans le royaume. Ainsi, devant la mort, j'aimerais profiter encore de mon passé et le regarder en souriant.

Ma mère était ravie d'habiter à quelques pas du vieux palais, qu'Antiochos III avait construit sur la grande île de l'Oronte. Elle pensait que ce quartier avait gardé une empreinte aristocratique. Et mon père la raillait gentiment, parce que le cirque qui était aussi tout proche drainait une populace bruyante, agitée et quelquefois dangereuse.

A mi-chemin des souvenirs royaux et des divertissements vulgaires, nous avons d'abord mené la même existence qu'à Séleucie : tranquille, sobre et douillette.

Puis mon père élargit sa clientèle. Deux ou trois guérisons étonnantes, que, modeste, il attribuait surtout à la nature, lui donnèrent une belle réputation. Il devint le médecin des riches, des négociants syriens, des changeurs juifs, des grands propriétaires grecs. Ses prescriptions restaient très simples. Il proposait un régime, auquel il donna son nom. Manger selon Loukas était avant tout faire preuve de tempérance. Il interdisait le vin, surtout quand il était adouci au miel. Il recommandait le fromage de chèvre, les olives, et divers légumes comme le chou, le céleri, la laitue. Il admettait que ses patients en cure mangeassent une fois par semaine de la viande et leur déconseillait le porc, qu'il soit salé, rôti, ou bouilli. Quand on lui disait que le grand Hippocrate exposait des principes alimentaires très différents des siens, il haussait les épaules. Comme il avait obtenu des pertes de poids spectaculaires chez les plus bouffis de ses clients, il inspirait confiance. Parfois il riait de sa réussite : « je fais mon beurre aux dépens des gras ».

D'ailleurs il ne s'occupait pas que des obèses. Les maladies de l'âme retenaient toute son attention. Il traitait les mélancoliques aussi longtemps que nécessaire. L'humeur noire selon lui ne pouvait se résorber brutalement. Il tenait d'abord à rétablir un bon sommeil. J'utilise encore les plantes dont il faisait des décoctions : la fleur de tilleul, la valériane, la mélisse. Il pensait que leurs vertus apaisantes étaient plus efficaces, si on les consommait dans la journée. Puis il accordait aux mélancoliques de longues heures d'entretien, persuadé que la parole évacuait la douleur nerveuse et régulait les flux de l'esprit animal.

Ma mère profitait des succès de Loukas. Elle était devenue coquette. Un jour elle revint bouleversée d'une échoppe sous la grande colonnade, où elle avait admiré et caressé une tunique de soie. Elle prit l'habitude de penser que la profession de son mari avait pour objectif de nous enrichir. Elle le poussa vite à chercher des patients du côté de Daphné.

Au sud-ouest d'Antioche le bois sacré d'Apollon était entourée de villas somptueuses. C'était le refuge des privilégiés qui sur ce plateau fuyaient la touffeur de la capitale. Des sources dédiées aux nymphes, comme il sied dans le voisinage du Citharède, une cascade qui accrochait ses traines étincelantes aux ressauts d'une paroi, favorisaient la végétation. Alors que mon père m'avait demandé de l'accompagner chez un négociant en pourpre, j'ai vu à Daphné des sycomores d'une taille prodigieuse. Ils étaient couronnés d'une telle ramure, que j'ai cru observer des arbres sur les arbres. Les chênes verts ne pouvaient concurrencer ces géants et pourtant je n'en ai jamais observé d'aussi monumentaux. Autour du sanctuaire les cyprès dressaient des quenouilles qui auraient pu enrouler les fils de l'azur. Des bosquets de lauriers roses semblaient s'offrir à la promenade. Mais Loukas me mit en garde. Pour lui l'ombre elle-même de l'arbuste était dangereuse, en souvenir peut être des malheurs d'une nymphe pourchassée.

Au plus près de la cascade le fouillis végétal enchantait mon père. Il me désignait des plantes aux feuilles dentelées, aux corymbes crémeux, dont le nom a disparu de ma mémoire et beaucoup d'autres, des capillaires, des coronilles, des viornes, plus communes, mais qui avaient un développement, une vigueur, un lustre extraordinaires.

Le négociant en pourpre était un gros syrien ; il souffrait d'une simple indigestion et son ventre bachique témoignait de son habituelle goinfrerie. L'homme écouta reproches de mon père, puis nous honora d'une visite complète de sa maison.

Comme il devait sa fortune à la pourpre, tout le décor de sa villa évoquait la mer. Les coquilles du murex formaient des frises d'une pièce à l'autre. Les peintures représentaient force tritons et néréides qui s'ébattaient parmi tous les poissons que j'avais vus à Séleucie. Mais notre ivrogne était surtout content de ses mosaïques. Sur l'une Poséidon, avec une barbe semblable à un paquet de fucus conduisait, un char tiré par des dauphins aux yeux de blennies ; sur une autre grouillaient des murènes si bien dessinées qu'on hésitait à poser le pied sur les tesselles. La plus grande, dans le vestibule digne d'un temple, étalait un tapis de vagues, cernées de friselis réguliers et cloutées d'étoiles de mer.

Par goût du pittoresque mon père décrivait volontiers les richesses de Daphné à ma mère. Elle n'eût bientôt qu'une seule ambition : aller habiter ce faubourg prestigieux. Mon père resta sourd à ses demandes, qu'elle distillait au jour le jour selon des modes variés.

Tantôt elle lui peignait les avantages d'une nouvelle adresse pour l'exercice de son métier. Puisqu'il soignait les gens de bien, il devait s'installer parmi eux. Tantôt elle mettait en avant la dureté de l'été au bord de l'Oronte, la chaleur malsaine, les relents de pourriture et de vase qui montaient du fleuve diminué.

Elle ne craignait pas d'évoquer ma constitution qu'elle trouvait fragile, car j'avais grandi trop vite, sans prendre du muscle. Selon elle le climat de Daphné me fortifierait.

Puis elle se découvrait une piété fervente pour Apollon. Elle regrettait de ne pouvoir lui rendre un culte régulier. Elle estimait que la source de Castalie lui permettrait de prolonger sa jeunesse. Enfin elle se lamentait, parce elle n'avait pas d'amies dans son île, qu'elle était coupée de la bonne société et qu'elle s'ennuyait mortellement à gouverner sa cuisinière et ses trois esclaves amorphes.

Mon père la laissait dire. Il avait ses raisons de ne pas déménager et c'est devant moi qu'il les exprimait :

« Nous n'avons pas les moyens de vivre à Daphné. Ta mère confond l'aisance et la richesse. Mais si j'avais davantage de fortune, je ne bougerais pas d'ici.

Je ne tiens pas à m'occuper que des oisifs repus. Tu sais que j'apprécie de soigner les pauvres gens. Avec eux je vérifie que mes principes sont justes. Si je ne dois traiter que des indigestions, des constipations, des jaunisses, je me lasserai et ne je ne progresserai plus. D'ailleurs il faudra que tu m'accompagnes dans certains taudis de la porte de Béroé. Tu y verras des jambes avec ulcères, d'étranges malformations de naissance, des cas déroutants du mal lunaire. Et tu rencontreras des hommes et des femmes, qui supportent leurs maux avec dignité.

C'est d'abord à toi que je pense, quand je refuse de céder à ta mère. Tu es entré dans la période décisive de la vie. Tes fondations sont solides je crois. Il ne faut pas les gâter. Tu as des qualités, sur lesquelles tu peux te bâtir. Tu es loyal, simple, généreux. Je ne veux pas que la jeunesse de Daphné te pervertisse. Là-haut la jouissance est transformée en absolu. Le plaisir est nécessaire à la bonne circulation du flux animal. Mais il ne doit pas gouverner notre existence. Ce que je condamne dans la débauche, ce ne sont pas telles ou telles pratiques, c'est qu'elle n'apporte jamais de satiété.

Bientôt tu iras chez mon confrère Démétrios. Il te formera au métier. Il affinera ce que je t'ai déjà inculqué. Auprès de lui tu achèveras ton éducation intellectuelle, pratique et morale. Il te permettra de devenir un homme. Je crois qu'il sera en toute chose un bien meilleur guide que les écervelés, qui gaspillent leur temps et leur semence. »

*

* *

« – Plus tu marcheras et plus tes pensées seront claires !

– Comment te croire Démétrios ! Avec tout ce bruit : je ne pense pas : je suis étourdi !

– Fais abstraction du vacarme. Refuse les enseignements de tes oreilles. Concentre-toi sur notre conversation de ce matin !

– L'esprit animal ! Toujours l'esprit animal ! Tu es encore plus obsédé que mon père par les théories d'Erasistrate.

– Mais, petit arrogant, ne t'avise pas de les mépriser. Je vais finir par croire que tu as une cervelle mal ventilée.

– Est-ce qu'on pourrait Démétrios, flâner ici en oubliant un peu la médecine ?

– Si tu oublies la médecine, mon gars, la maladie te rattrape. Cependant je te donne raison. Profitons du spectacle. »

Tu as sûrement entendu parler, mon cher Théophile, de la fameuse colonnade, de cette avenue longue de seize stades qui traverse Antioche au bas du mont Silpius et dont le roi Hérode, afin de courtiser les Romains, a financé les embellissements. Elle offre une succession de portiques et permet une déambulation à l'ombre. Démétrios m'y entraînait souvent, dans des allers-retours qu'il jugeait nécessaires à mon exercice physique. Il aimait aussi à satisfaire sa curiosité ; je l'entends encore : « Il y a tout ce que vous voulez sur l'avenue ! ».

Mon père m'avait choisi un maître aimable et bavard. Il s'intéressait à des sujets variés et il cherchait à provoquer la discussion, en privilégiant les contradicteurs, afin de faire rebondir sa verve. Depuis trois ans que j'étais son élève, il m'avait appris à le pousser dans ses retranchements et il se plaisait à me pousser dans les miens, toujours déçu, quand je m'avouais vaincu ou simplement fatigué.

Il était lui aussi un tenant d'Erasistrate. Et par conséquent dans le domaine médical, instruit par les leçons de mon père, j'acquiesçais à ses discours, même lorsqu'il leur donnait un tour véhément, comme s'il devait pourfendre d'odieux ennemis. En revanche, quand il abordait les croyances et les cultes, je me battais contre ses anathèmes. En effet aucune religion n'avait grâce à ses yeux.

Il se moquait des dieux de la ville, qui n'avaient pas plus de vie que les morceaux de marbre qui les représentaient.

« – Tu vois Loukas, Apollon et sa clique peuvent intéresser des femmes frustrées, des esprits dont le flux animal s'est engorgé dans la cervelle, des poètes en mal d'inspiration… En aucun cas des hommes de raison.

– Je te l'ai déjà dit : les Dieux se vengent de ceux qui les méprisent.

– Rien de plus stupide ! Si demain je me foule le pied, je n'irai pas incriminer Hermès, mais ma maladresse, le hasard, le caillou qui m'a fait trébucher. Et quand je serai malade, des poumons par exemple, je sais bien qu'un Dieu mesquin n'aura pas voulu me punir. Et puis, mon jeune ami, comment peux-tu révérer des divinités qui ont toutes les faiblesses des hommes. Regarde ce que l'on ose dire de Zeus, cet obsédé du sexe, qui se jette sur toutes les mortelles appétissantes, se déguise de mille façons, pour arriver à forniquer et n'exclut pas les garçons de ses facéties érotiques ! Regarde Apollon, poursuivant comme un cerf en rut, la délicate Daphné et la contraint sans la moindre pitié à se transformer en laurier. Regarde…

– Mais nul n'est obligé de croire à ces innombrables fables, que les anciens ont inventées, pour nous instruire le plus souvent et nous mettre en garde contre nous-mêmes.

– Que reste-t-il alors des dieux, si on enlève leurs amours, leurs disputes, leurs vengeances ?

– Un mystère.

– Aïe ! Aïe ! Aïe ! Te voilà à court d'arguments : tu te réfugies dans l'indicible.

– L'indicible ? C'est une bonne définition de Dieu.

– Sophisme ! Tu me fais penser à ces Juifs qui se

refusent à nommer leur Dieu mais qui observent des interdits innombrables pour témoigner de leur dévotion. Ceci dit la religion des Juifs, avec un Dieu unique, me semble moins folle que nos élucubrations mythologiques.

– Démétrios ! Tu ne vas pas te convertir !

– Non, car je tiens à l'intégrité de mon prépuce. »

Mon maître adorait clouer le bec à ses interlocuteurs par une formule démonstrative. Je n'eus pas envie de discuter de la circoncision. Je savais que des habitants d'Antioche faisaient le choix du Judaïsme mais j'étais mal renseigné sur la petite opération.

Dois-je te rappeler mon cher Théophile, à quel point elle a divisé la communauté des Chrétiens ? Je suis bien placé pour savoir que Paul en acceptant des non-circoncis a donné à notre église un élan décisif.

Mais revenons à la grande colonnade. Démétrios faisait volontiers ses emplettes dans les boutiques qui jalonnaient les portiques. Il connaissait personnellement certains droguistes et herboristes, syriens pour la plupart, chez qui il trouvait de quoi composer ses remèdes. Mais au gré de son inépuisable fantaisie, il achetait ici et là des objets et des produits de toute sorte. Je l'ai vu acquérir, après un marchandage laborieux, un crâne de singe, des plumes de paon, une statuette d'Osiris, la denture d'un crocodile, des tablettes d'argiles écrites en babylonien, un bloc de pierre qui attire le métal et une énorme carapace de tortue.

Cependant, au cours de la promenade que je te raconte, parce qu'elle ressemble à bien d'autres, Démétrios cherchait de la myrrhe. Il l'utilisait, comme mon père, pour favoriser la cicatrisation des plaies.

« – Tu peux trouver de l'huile de myrrhe à des prix

très différents. Et ce n'est pas la plus chère qui est la meilleure. Nous sommes tout près de la boutique de Benjamin. Je lui fais confiance. Je vais refaire ma réserve.

– Et moi je lui prendrai un peu d'Oliban. Je veux en donner à ma mère, qui ne sait pas finir une journée sans de copieuses fumigations.

– Cela vaut mieux que de copieuses libations ! Voici longtemps que je ne l'ai pas vue. Ton père me dit qu'elle ne vieillit pas.

– Cela lui évite de parler de son caractère.

– Tiens, regarde qui est là chez Benjamin ! Mon cher confrère, Philarète !

– Nous faisons demi-tour ?

– Non, non, il y a bien longtemps que je n'ai pas eu le plaisir de causer avec ce vieil *imbécile. »

Le vieil imbécile était un médecin, qui défendait opiniâtrement le système d'Hippocrate. Démétrios alla lui taper sur l'épaule, au moment où il observait un liquide brunâtre dans un flacon.

« – Qui se permet ? Ah c'est toi ! Tu as failli me faire renverser cet élixir.

– Il est précieux ?

– Demande à Benjamin !

– Tu connais Loukas, mon élève.

– Oui et j'ai toujours pensé qu'il était dangereux de te confier des jeunes-gens.

– Je ne leur saute pas dessus, comme ton frère…

– Je ne parlai pas de ça. Si toi tu formes un nouveau médecin, la médecine y perdra. Je connais ta passion pour Erasistrate. Tes idées sont farfelues et plus encore dangereuses.

– Le vrai danger pour un malade c'est de tomber entre les mains de quelqu'un comme toi, pétrifié dans le dogme.

– Comment peut-on se moquer d'Hippocrate ! Je te signale que c'est grâce à lui que la médecine est devenue… la médecine.

– La formule est inventive !

– Tu m'as bien compris…

– Je ne récuse pas les idées d'Hippocrate. Et ses méthodes thérapeutiques ne sont guère éloignées de celles d'Erasistrate. Mais celui-ci a ouvert des voies fécondes…

– Des impasses ! Et toi, comme lui, tu refuses les saignées.

– Je refuse les saignées.

– Et tu préfères que tes patients souffrent de l'engorgement de leurs humeurs.

– Et toi tu préfères les affaiblir en leur tirant du sang, comme le berger le lait d'une chèvre, jusqu'à ce qu'ils meurent. C'est ce qui arrivé récemment au jeune Philémon.

– Je ne te permets pas !

– Attention, si tu lèves la main sur moi, tu prouveras que ta bile noire est en excès ! »

Benjamin et moi nous séparâmes les combattants. Philarète était rouge de colère. Démétrios très pâle. Mais il regardait son adversaire en souriant.

Philarète battit en retraite, sans même emporter l'élixir qui semblait le tenter. Benjamin nous renseigna sur la nature du liquide. C'était un mélange de pulpe d'ail, de miel, et de suc d'orchis macérés dans du vin. Quand il l'apprit, Démétrios partit d'un grand éclat de rire. Mais il refusa de me dire pourquoi.

*
* *

Mon cher Théophile, tu jugeras peut être futiles les discussions que je t'ai rapportées… Elles ont l'accent de ma jeunesse, quand j'étais un élève sérieux et insouciant auprès d'un maître rigoureux et désinvolte. m'a dispensé son enseignement pendant sept ans. Je l'aimais comme un frère aîné. Je revois sa haute stature, qui d'emblée m'avait intimidé. Je garde comme un bien précieux la qualité de son sourire, d'une bienveillante ironie et d'une franche générosité tout à la fois. Il plaisait aux femmes. Et il cultivait leur compagnie. Je crois que telle ou telle de ses visites honoraient Eros et non Asclépios. Cependant c'était un médecin habile, sensé, apprécié.

Il avait une pratique étendue à tous les quartiers d'Antioche, alors qu'il habitait juste en contrebas de la citadelle. Un soir il me conduisit sur le seuil de sa maison et me déclara :

« Tu vois d'ici je domine ma clientèle. Et je reconnais partout mes cas cliniques, ici un glaucome, là un éléphantiasis, là une intense polyurie, là des hémorroïdes, là-bas vers la porte de Daphné une mélancolie à récidive et à nos pieds juste à côté du temple de César, une paralysie qui condamne un jeune garçon à une vie de chrysalide.

Antioche est une ville magnifique pour un médecin. C'est le réceptacle de toutes les misères. Elle est construite dans le marbre. Elle est cimentée par la douleur. »

Je regardais étonné Démétrios qui parlait avec une gravité inhabituelle. Son regard qui avait balayé la ville fixait l'horizon. Son visage était animé d'une tension singulière. Et chose plus singulière encore, il garda le silence longuement. Enfin il reprit :

« Il y a une chose à laquelle je ne m'habitue pas, c'est de voir souffrir mes patients.

La souffrance touche indifféremment les riches et les pauvres, les forts et les faibles, les enfants et les vieillards. Certains y voient l'effet de la justice des dieux. Mais jamais, jamais, tu m'entends, je ne la trouve justifiée. C'est peut être une invention de la nature. Alors je me dresse contre la nature, tout en sachant que c'est un combat perdu d'avance. Les ressources de notre art sont si dérisoires, Loukas ! J'aimerais avoir d'autres raisons d'espérer. Et dans mes moments de folie je rêve à l'idée de sauver les hommes de la souffrance. »

Mes années de formation s'achevèrent brutalement à la mort de mon père. Je ne sais toujours pas quelle maladie l'emporta. Démétrios lui-même hésita entre plusieurs diagnostics. Mon père commença par maigrir. Puis il se plaignit de migraines, dont l'intensité et la durée augmentèrent chaque jour. Alors qu'il n'avait plus d'appétit, il s'efforça de manger régulièrement. Mais les aliments semblaient nourrir son mal plutôt que son corps. Lui qui avait été un homme solidement construit, ressembla à un arbre qui perdait son feuillage. Bientôt je ne pus soutenir qu'à grand peine la vue de ses bras, de ses épaules, de son torse rétrécis.

Ma mère prétendit faire de grands sacrifices pour obtenir sa guérison. Mais comme les grands sanctuaires d'Asclépios, à Cos, à Tricca, à Epidaure, étaient fort éloignés d'Antioche, qu'elle doutait des compétences médicales d'Apollon, d'Artémis et de Zeus, elle ne savait pas à quel dieu se vouer et n'en parla plus.

Entre les premiers symptômes, du moins entre ceux que mon père voulut bien nous signaler, et sa mort, six mois seulement s'écoulèrent. Pendant ces six mois Démétrios me fut d'une grande aide. Il multiplia les thérapies qui lui semblaient convenir, tout en reconnaissant leur inefficacité. Il alla même solliciter une visite de son ennemi Philarète, dans l'espoir que les recettes d'Hippocrate auraient un meilleur effet que celles d'Erasistrate.

Le médecin atrabilaire accepta de venir à la maison. Après un examen rapide où il ne cessa de faire une moue dédaigneuse, il déclara qu'on l'avait dérangé trop tard et que des soins inappropriés avaient plus sûrement condamné le malade, que la maladie.

Démétrios allait réagir, quand ma mère éclata en pleurs si violents, qu'elle tomba à genoux et commença à malmener ses cheveux. Nous lui portâmes secours, tandis que Philarète s'esquiva. J'ai connu alors des moments pénibles, parce que d'une part ma mère parut s'enfoncer davantage dans son chagrin dévastateur et que la mort de mon père, tout à coup devint pour moi une échéance presqu'immédiate. Alors Démétrios m'éloigna de la pleureuse et me parla doucement :

« Philarète est un sale chien. Un imbécile et un brutal. Il ne mérite pas son nom. Mais il a raison : ton père va mourir bientôt. Il en est conscient. Il me l'a signifié très clairement. Il se tourmente beaucoup pour toi. Il se tourmente aussi quant à l'au-delà. Tantôt il me parle de la mort, comme d'un sommeil éternel. Tantôt il espère une survie. Je suis bien incapable de lui donner quelconque assurance. Essaie de l'apaiser. Dis-lui que l'amour que tu lui portes et que l'amour qu'il te porte, ne seront pas anéantis par la destruction de ses organes. Dis-lui que le flux animal qui émeut sa pensée trouvera ailleurs à se manifester. Dis-lui qu'un lien si rare entre un père et son fils ne sera pas tranché. Dis-lui que tu lui donneras la main jusqu'au bout. »

II

Ma mère se remaria six mois après la mort de mon père. Je ne sais pas quand et comme elle a connu son second mari. Elle alla vivre avec lui dans une villa de Daphné, réalisant un vœu dont je ne dirais pas qu'il lui tenait à cœur mais plutôt qu'il lui était monté à la tête.

Quant à moi je conservais la maison de l'île. La plupart des clients de Loukas l'aîné se reportèrent sur Loukas le jeune. Le bon Démétrios m'assistait encore de ses conseils.

Il n'avait pas de mots assez durs pour condamner ma mère. Je me suis demandé souvent quels étaient les fondements de cette sévérité. Sous la condamnation morale pointait une sorte de dépit. Et j'avais connu Démétrios beaucoup plus indulgent quand il jugeait les choix d'autrui.

L'année de la mort de Tibère un tremblement de terre bouleversa Antioche. La grande colonnade elle-même eut à souffrir du séisme. Et beaucoup de temples. Sur les pentes du mont Silpius un glissement de terrain ravagea tout un quartier. La maison de Démétrios au-dessus de l'énorme plaie fut épargnée.

« Tu vois, me disait-il, les Dieux n'ont pas été sensibles à mon impiété. Ou bien ils ont oublié de me punir ! ».

Nous étions venus l'un et l'autre soigner les blessés qu'on avait sortis des décombres. Sur quelques fractures simples notre intervention fut utile. Mais notre impuissance était totale quand on nous amenait des gens aux membres en charpie. Je regrettais alors que les hémorragies n'eussent pas provoqué une mort plus rapide. Je me souviens d'une fillette dont la cage thoracique était enfoncée. Sa respiration n'était qu'une suite de faibles borborygmes. De temps à autre, lorsqu'elle inspirait, elle ouvrait ses yeux noirs, qui ne me regardaient pas car ils étaient envahis de frayeur. Je balbutiais des « Tout ira bien, tout ira bien », auxquels je ne croyais pas. Elle avait des petites mains très pâles qu'elle a serrées violemment lorsqu'elle est morte.

Une semaine après le tremblement de terre, alors que les déblais s'amoncelaient dans les rues, Démétrios m'invita chez lui. Il formula à sa manière un curieux prétexte :

« Je veux réunir quelques amis, pour leur démontrer que ma maison est encore solide ! ».

J'aurai préféré dormir ce soir-là, car les soins aux survivants m'avaient épuisé. Or je ne pouvais décevoir mon maître. Ce fut au cours de ce repas que j'entendis parler pour la première fois du Sauveur et de Saul de Tarse.

Démétrios avait réuni, à part moi, cinq convives. Je connaissais bien les confrères Kléoménés, Armodios, qui avaient donné avec nous leurs soins aux sinistrés, et Benjamin le droguiste. Il y avait aussi un marchand de vins, de grande réputation à Antioche, un dénommé Léandros, un original, parce qu'il n'avait pas son pareil quand il discutait des grands crus mais n'en buvait jamais. Démétrios assura la présentation du cinquième homme, presque chauve :

« – Nikétas est mon hôte depuis trois jours. Il est

originaire de Chypre, mais il vient de Jérusalem, où sa vie a été transformée. Il vous expliquera pourquoi et comment. Mais auparavant nous allons boire du vin apporté par l'ami Léandros, dont les entrepôts n'ont pas été endommagés.

– Le tremblement de terre a frappé à l'aveugle. Des quartiers sont intacts, alors que d'autres ne sont plus que tas d'éboulis.

– Un magistrat m'a dit que le tremblement de terre a fait au moins mille morts. Et vous savez bien comme moi que les blessés sont innombrables.

– Antioche ne méritait pas ça, intervint Benjamin après cet échange entre Kléoménès et Armodios !

– Personne ne mérite de mourir avec ses enfants dans l'écroulement de sa maison, répliqua Démétrios. Personne ne mérite d'agoniser le corps pourri de gangrène ! Personne ! Et même pas un droguiste aux idées convenues !

– Le droguiste aux idées convenues te signale, Démétrios, que tu n'es pas seul à déplorer le malheur des gens. J'ai dit qu'Antioche ne méritait pas cette catastrophe, pour m'insurger contre ceux qui parlent de punition divine.

– Ceux-là oublient que les dieux se sont punis eux-mêmes ! Il paraît que le temple de Zeus a perdu son toit et que la statue a été renversée de son socle, intervint Léandros.

– Laissons nos dieux à leur néant ! Ils ne punissent pas, puisqu'ils n'existent pas !

– Tu y vas fort Démétrios, comme toujours. Mais quand pense notre ami de Jérusalem ?

Par cette question je souhaitais seulement intégrer Nikétas, l'étranger, à notre conversation. Après avoir parcouru notre petit groupe d'un regard aigu, il déclara :

– Mon Dieu ne punit pas : il sauve.

– Ton Dieu ? Tu as un dieu personnel ?

– Mon Dieu est venu pour tous les hommes.

– Il est venu ?

– Quand et où est-il venu ?

– Quel est son nom ? »

Démétrios s'interposa :

– Laissez-lui le temps de respirer et de répondre ! Prenez donc une coupe et faites votre mélange. Un peu d'eau viendra bonifier ce cru de Lesbos. Qu'en dis-tu Léandros ?

– Incontestablement. Attention au dosage ! Je pense que mon Lesbos vous fera du bien, il n'est pas trop liquoreux et il a un goût de figue mûre ».

Mais je posai aussitôt sa coupe et relançai le questionnement :

– Nikétas, tu dis « Mon Dieu sauve ». Mais qu'est-ce que cela signifie ?

Et Cléomène s'essuya la bouche et rajouta :

– Et comment l'as-tu découvert ce Dieu ?

– Si vous avez un peu de patience, je vous expliquerai… C'est une histoire un peu longue. Je suis né à Chypre dans une famille juive…

– Tu es juif ! Et tu habites chez Démétrios ! Et tu manges avec nous ! »

Léandre paraissait suffoqué par cette révélation et en oublia de servir le juif !

– Les amis, si vous interrompez mon hôte, dès les premiers mots, nous n'avancerons pas et vous partirez de chez moi sans satisfaire votre curiosité.

– J'ai connu Démétrios à cause du tremblement de terre. Il m'a porté secours. Il est grec. Et c'est mon frère.

Démétrios acquiesça d'un sourire radieux.

– Donc je suis né à Chypre, où j'ai passé toute ma jeunesse. Il y a huit ans je suis monté à Jérusalem pour la Pâque. La ville était remplie de visiteurs de toutes les nations. Dans mon hôtellerie on parlait beaucoup d'un certain Jésus de Nazareth, qui avait été crucifié par les Romains. Et une rumeur incroyable circulait. On disait qu'il avait ressuscité.

– Ressuscité ? Comme Adonis ! S'exclama Benjamin.

– Continue Nikétas, reprit Démétrios.

– On disait qu'il avait ressuscité, qu'il était apparu à ses disciples, qu'il leur parlait, qu'il assistait à leur repas et que l'on pouvait le toucher. Je ne cessai de croiser des gens, pleins de fièvre et de joie, qui rapportaient ces miracles. J'ai voulu en savoir plus. J'ai recherché la compagnie, sinon des témoins directs, mais des témoins des témoins. J'ai appris que Jésus avait accompli de nombreux prodiges en Galilée, en Judée, mais surtout qu'il annonçait le royaume de Dieu. Il suffit pour y entrer de croire en Lui et d'aimer son prochain.

– S'il faut aimer son prochain pour entrer dans ce royaume, il n'y aura pas de bousculade à la porte, assura Kléoménès d'un petit air docte.

– Continue Nikétas, répéta Démétrios.

– Et pourtant les portes du Royaume, Jésus les a grand ouvertes par sa mort et par sa résurrection. Plus je fréquentais les hommes qui parlaient de lui et plus j'étais avide de le connaître. Mais je n'ai jamais pu l'approcher. Puis on m'a dit qu'il avait rejoint son père.

– Son père ? Ton Dieu a un père. Comme Apollon avec Zeus ?

– Kléoménés je crois que Jésus n'a pas grand-chose à

voir, avec notre panthéon, dit Démétrios.

– C'est difficile à expliquer : Jésus est le fils ; Dieu est le père et ils ne font qu'un par leur esprit.

Jésus a quitté le monde. J'étais déçu. J'aurais tellement aimé voir son visage. Un jour on m'avertit que les plus proches disciples du Seigneur étaient rassemblés dans une maison de la ville haute, non loin du palais d'Hérode. C'était à trois stades de mon hôtellerie. Lorsque je suis arrivé à hauteur de la maison, j'ai cru qu'une tempête se levait. Mais la poussière à mes pieds ne bougeait pas et le linge sur les terrasses pendait comme s'il était encore trempé. Le vent était entré dans la maison. Il grondait et chantait. Je n'ai jamais entendu tourmente aussi puissante, même pendant mes traversées.

Puis les disciples parurent sur le seuil. Leur visage était marqué d'une incrédulité heureuse. Ils commencèrent à parler. Tous ceux, qui étaient là, les comprenaient quelle que soit leur nation ; beaucoup de gens alors se rassemblèrent ; il en venait de la ville basse ; il en venait du temple ; il en venait de la forteresse Antonia, il en venait d'au-delà des murailles. Lorsque Pierre, l'un des douze, harangua la foule, chacun avait l'impression qu'il s'adressait à lui dans sa langue. Et moi j'ai trouvé que le grec de Pierre était très sûr. Il a dit :

« Dieu a ressuscité Jésus ; nous tous, nous en sommes témoins. Et Jésus a été élevé à la droite de Dieu ; Il a reçu du Père l'Esprit Saint qui était promis, et il l'a répandu sur nous, ainsi que vous le voyez et l'entendez. Convertissez-vous ! Abandonnez votre vie tortueuse et vous recevrez aussi le don de l'Esprit ! »

Et de ce moment je me suis converti. Ma vie a choisi une ligne, celle de Jésus, le vainqueur de la mort. Je n'ai pas vu son visage. Mais je sens sa présence. Ce n'est pas moi qui choisis le moment. Quand je ferme les yeux d'une femme, dans les décombres, Il est là... Quand je parle de lui, il est là.

Et je pense que l'Esprit, me pousse à vaincre ma retenue, à oublier mes origines et à m'adresser à vous comme à des frères. »

Le silence accueillit les dernières paroles de Nikétas. J'hésitais à le rompre ; j'avais le choix entre les demandes ; je me lançai :

– Il y a une chose, parmi d'autres, que je ne comprends pas. Pourquoi n'es-tu pas resté à Jérusalem, Nikétas, avec les amis du Ressuscité ?

– Je suis resté trois ans à Jérusalem. J'ai vécu dans le sillage des douze apôtres, c'est-à-dire des compagnons choisis par Jésus lui-même. J'ai vu notre communauté grandir. Des Juifs de Judée ou comme moi de pays lointains, ont cru en Christ, fils de Dieu, et ressuscité. Mais nous étions un objet de scandale pour les prêtres du Temple, pour les Sadducéens et même pour certains Pharisiens qui croient pourtant en la résurrection des morts. Les occasions de nous nuire ne leur manquaient pas car loin de nous cacher nous provoquions le débat. Et puis les apôtres, au nom de Jésus, poursuivaient ses miracles, guérissaient des aveugles, délivraient des possédés, soulageaient des paralytiques et leur renommée était si grande qu'ils ne pouvaient pas se déplacer en ville et dans les villages voisins sans qu'on leur amenât des malades sur leurs brancards. Le nombre des partisans de Jésus atteignit à mon avis deux mille personnes. Et malgré l'esprit de partage qui caractérisait chacun, la vie matérielle de la communauté avait ses difficultés. Pour l'organiser les douze désignèrent sept diacres. Je connaissais bien l'un d'entre eux, Etienne. Comme il était ardent au service de la parole, on le calomnia. Un certain Saul de Tarse l'accusa de blasphémer contre Moïse et le fit convoquer devant le Grand Prêtre. Après un interrogatoire interminable Etienne déclara qu'il voyait dans le ciel Jésus, assis à la droite du Père. Les prêtres poussèrent des cris ; des gardes emmenèrent Etienne et sous les yeux de Saul de Tarse, il fut lapidé.

Dans les semaines qui suivirent un grand nombre d'entre nous furent emprisonnés, fouettés, menacés du même supplice. Saul de Tarse était le grand instigateur de cette persécution. Je décidai de quitter Jérusalem. Je rentrai à Chypre où j'eus la joie de retrouver quelques amis de Jésus. A plusieurs nous avons pris la résolution de joindre Antioche. Votre ville mérite aussi de connaître Jésus, l'oint du Seigneur, le ressuscité ! »

*

*   *

Je ne tardai pas à comprendre que Démétrios s'était laissé convaincre par la parole de Nikétas. Si le « chypriote » avait quitté sa demeure, son influence y régnait. Avec tous les « Nikétas a dit » que j'entendais, j'aurais pu faire un collier ou plutôt une chaîne qui attachait mon maitre. De mon côté j'étais troublé par ce Jésus ressuscité et plus encore peut être par la ferveur qu'il inspirait au meilleur de mes amis. Comme j'aimais beaucoup Démétrios j'étais enclin à aimer son Christ.

J'appris qu'un petit nombre de personnes, appartenant

à la communauté juive, avait déjà, au nom du sauveur, des réunions quotidiennes. Nikétas invita Démétrios à y participer. Mais certains membres lui demandèrent de se mettre en conformité avec les prescriptions judaïques. Il me prenait à témoin :

« – Je veux bien m'abstenir de manger du porc et des viandes issues des sacrifices. Je veux bien respecter la loi, si elle est en accord avec l'enseignement de Jésus… Mais pour la petite opération… Finalement c'est simple : je veux rester grec, entièrement grec. »

– Nikétas te comprend, lui !

– Sans doute. Il rappelle que le Christ a loué la foi d'un centurion romain, comme un exemple qu'il n'avait pas trouvé en Israël. Mais il est quand même embarrassé et trop hésitant pour convaincre les autres.

– Donc tu ne pourras plus te mêler aux assemblées.

– Pour le moment oui. Mais cela ne change rien à ma conviction.

– Par rapport à Jésus le crucifié ?

– Par rapport à Jésus ressuscité… Ses disciples d'Antioche ne veulent pas de moi, tel que je suis. Mais écoute-bien Lukas ! J'ai ouvert ma maison au Christ, il est entré chez moi, comme chez le centurion romain. Et je crois qu'Il frappe aussi à ta porte. »

J'ai mis cinq ans à ouvrir ma porte. Je suis resté d'abord un spectateur de la foi. D'autres citoyens d'Antioche, grecs, syriens, rejoignirent les disciples du Christ. Pour les assemblées et singulièrement pour les repas rituels l'habitude fut prise de constituer deux groupes : les païens d'un côté, les juifs circoncis de l'autre. Démétrios mettait toutes ses forces, tous ses talents et j'ose dire toute sa séduction à propager la parole de l'oint du Seigneur. A ma grande surprise il réussit à convertir le droguiste Benjamin. Mais il se fâcha avec la plupart de ses confrères, dont certains éprouvaient envers les juifs une puissante animosité, alors que d'autres jugeaient simplement déraisonnables les croyances d'une religion étrangère. Comme il négligeait les devoirs de son métier, il perdit une grande partie de sa clientèle. J'ai pu constater auprès des patients qui se sont adressés à moi, à quel point il était vilipendé. Il était aisé de découvrir le nom des serpents. Philarète, le dévot d'Hippocrate, prétendait que Démétrios avait toujours montré des signes d'instabilité et que le désordre de ses humeurs avait été amplifié au contact d'une secte juive. Kléoménés et Armodios étaient plus virulents encore. Ils disaient que la cervelle de « leur ami » était saturée par le flux animal, que des propos délirants sortaient de sa bouche et qu'il était dangereux de les écouter, car ils donnaient de la fièvre, de l'angoisse, des maux de ventre.

Sans mon aide Démétrios aurait connu une détresse matérielle. Il avait vendu sa maison au pied de la citadelle. Et je l'avais rachetée en lui donnant l'usufruit. En toute chose sa vie prenait un autre cours. Lui qui était incapable de rester sans femme plus de dix jours, qui multipliait les conquêtes, se félicitait de chaque nouvelle aventure, pourvu qu'elle ait bon visage, agréable tournure et grand tempérament, se détourna du beau sexe. Et, autant que j'en puisse juger, il observa la chasteté d'un prêtre d'Artémis. Plusieurs fois je l'ai mis en garde contre le renoncement au plaisir. Sans rejoindre le fielleux Kléoménés il me semblait qu'un homme de son âge et de sa vigueur courait un certain risque, en dédaignant l'amour physique.

J'en avais de mon côté fait l'expérience.

Deux ans après le tremblement de terre je succombai au charme d'une voisine. Agapè était la fille d'un marchand de chevaux, qui approvisionnait le cirque. Ma mère, comme de juste, blâma cette liaison, quand elle comprit qu'elle était bien davantage qu'une passade. Elle voulait me faire épouser une héritière de Daphné. Depuis longtemps je ne tenais nul compte de ses avis, fussent-ils accompagnés d'effusions, de larmes, de reproches. Et je restais insensible aux allusions qu'elle faisait à la mémoire de mon père, qui habituellement n'occupait guère la sienne.

Mon cher Théophile je ne te raconterai pas la cérémonie du mariage.

Je me permets d'évoquer ma femme, en quelques mots. J'ai connu grâce à elle et par elle l'amour humain dans sa vigueur et ses douceurs. Pendant deux ans. Ces deux années palpitent en moi comme une eau souterraine. J'y puise encore des émotions, des images, des sensations, celles-là même que je ne connais plus. Ses yeux, sa voix, ses bras, habitent encore mes rêves. Souvent au milieu de la nuit son regard me réveille, aigu, brûlant. J'effleure sa peau, comme un soleil sous le marbre. Je bois sur sa bouche le jus d'une grenade. Je dénoue ses cheveux, le mouvement des herbes. Parfois je l'entends me dire : « Pourquoi m'as-tu laissé mourir ? ». Et parfois elle m'invite à vivre, comme si je ne l'avais pas perdue.

Agapè est morte des suites d'une fausse couche. Je n'ai rien pu faire contre l'infection. Et Démétrios me détourna de soins inutiles, pour la laisser entrer « dans la maison de Dieu ». Il est impossible de faire comprendre la violence d'un deuil, à ceux qui ne l'ont pas éprouvée. Je n'ai que de pauvres images à ma disposition.

J'ai eu le sentiment de cheminer au bord d'un ravin ; j'ai tenté sans cesse d'estimer sa profondeur ; j'avais l'espoir d'en arracher ma femme ; je me suis épuisé à sonder le vide.

L'esprit ne s'habitue jamais à l'absence. Peu à peu simplement il tisse autour d'elle un cocon de souvenirs. Ainsi la mort se pare de quelques attributs de la vie.

Aujourd'hui parce que le Christ est une présence, alors qu'Il a été crucifié, je crois que ma femme m'accueillera en Lui et que je la retrouverai avec Lui.

Le chagrin m'a poussé du côté où j'inclinais, sans me l'avouer. Mais ma conversion définitive doit beaucoup à Barnabé.

Démétrios me le présenta au cours d'une assemblée qui eut lieu dans sa maison (la mienne). Nikétas qui faisait partie aussi des convives, tous grecs ou syriens, découvrit avec grand plaisir que Barnabé était comme lui un juif de Chypre. Ils prirent le temps d'ailleurs d'évoquer leurs connaissances communes, en poussant des petits cris de surprise. Puis Démétrios demanda à Barnabé d'intervenir sur la question toujours débattue de la circoncision.

« Mes frères ! Je n'hésite pas à vous nommer ainsi, car vous êtes tous des frères de Jésus et des fils de Dieu. Je viens de Jérusalem, où beaucoup se méfient des païens convertis. Mais je suis si heureux de voir à Antioche des hommes de foi, qui parlent grec ou araméen, et qui sont grecs et araméens, tout en étant des disciples du ressuscité. Je crois que Notre Seigneur se réjouit que sa parole ait gagné votre ville et plus encore vos cœurs. Vous êtes la preuve que pour suivre le Christ, il n'est pas nécessaire d'être juif au préalable, qu'il suffit d'être un homme de bonne volonté. Vous pouvez entrer dans l'alliance du Seigneur, sans être circoncis. C'est moi, le lévite, le purificateur qui vous le dit. Et bientôt mes frères juifs pourront se joindre à vous, manger avec vous, et célébrer le partage du pain avec vous, et ne pas craindre la souillure. Et on ne vous appellera plus les païens du Christ et on ne les appellera plus les juifs convertis… Vous serez tous des Chrétiens !

Ces paroles furent accueillies dans l'enthousiasme. Démétrios alla serrer contre sa poitrine Barnabé. Quant à moi je me sentis rempli d'une clarté nouvelle. Je voyais clair, enfin ! Théophile, j'étais un Chrétien. Cependant Barnabé poursuivit :

– Dans quelques temps je partirai chercher un ami à Tarse. J'ai toute confiance en lui. Il fera des merveilles à Antioche. C'est un homme de feu, que le Christ a choisi lui-même. Quand il parle, il sait convaincre l'esprit le plus délié, le cœur le plus tiède, l'âme la plus inquiète. »

Et c'est ainsi que j'entendis évoquer Saul, une deuxième fois.

*

*   *

Comme il nous l'avait annoncé, Barnabé fit le voyage de Tarse. Il était pressé sans doute car il choisit de naviguer à la fin de l'hiver, période où la tempête peut succéder à une douceur lumineuse. Au bout de trois semaines il était de retour et nous en avertit de Séleucie, où son ami aux paroles de feu, devait se reposer des affres d'une mauvaise traversée. Il nous demanda de venir le rejoindre et précisa qu'il comptait sur Nikétas, Benjamin et moi-même. A l'idée de revoir la ville de mon enfance j'étais content. Benjamin n'aurait jamais manqué une occasion de complaire à Barnabé. Nikétas avait manifesté moins d'entrain à l'idée d'accueillir les voyageurs. J'avais noté qu'il souffrait de l'influence grandissante de son compatriote, qui commençait à réussir là où il avait échoué : rassembler les disciples d'Antioche, quelle que soit leur origine. Je pense qu'il luttait contre la jalousie mais que la jalousie l'infectait parfois de son amertume.

En prenant le bateau sur l'Oronte je me rappelai soudain que j'avais remonté ce fleuve jadis à la même saison. Le paysage qui suivait notre parcours dans un glissement plein de majesté me ramenait à mes douze ans, mon chagrin vite consolé, mes espérances. J'avais l'impression qu'un temps énorme me coupait du garçon mélancolique et impatient. Or j'avais à peine trente ans et à descendre le fleuve jusqu'à la mer je sentais que le passé me lançait de solides grappins.

Les rives de l'Oronte n'avaient pas changé. Le printemps y déployait ses coquetteries. Les escarpements avaient reverdi en tâches. Des gainiers éclaboussaient les pentes de fontaines pourpres. Quelques amandiers montraient encore des arceaux blancs. Et sur la plaine littorale je retrouvais les arbres de Perse, bien rangés dans leurs travées, d'un rose fulgurant qui humiliait les couleurs de l'arc en ciel.

Barnabé et Saul étaient descendus chez un armateur, du nom de Périclès. Avant même de pénétrer dans sa maison cossue, Nikétas marqua sa surprise :

– Il faut à nos frères un hébergement de luxe ! Le Seigneur Jésus a pourtant dit : il est plus facile à un chameau de passer par le trou d'une aiguille qu'à un riche d'entrer dans le royaume de Dieu…

Et Benjamin de répondre :

– Celui qui partage sa richesse a-t-il moins de mérite que celui qui partage sa pauvreté ? »

Périclès nous accueillit lui-même sur le seuil. A sa suite nous gagnâmes un jardin dans l'enfilade des pièces, où alternaient les peintures et les mosaïques. Saul et Barnabé discutaient près d'un caroubier, aux gousses bien formées et pendantes.

Nikétas allait donner un baiser à Saul, selon une coutume qu'il avait lui-même instaurée à Antioche, quand il recula, effrayé :

– Saul de Tarse ! Que fais-tu ici ? Qui viens-tu pourchasser ? Etienne est mort par ta faute ! J'ai dû quitter Jérusalem par ta faute. Tu arrachais hommes et femmes à leur maison pour les enfermer ! Et te voilà ! Tranquille ! Avec Barnabé ! Comme si tu étais son frère en Christ ! Comme si tu étais notre frère ! Démétrios, Loukas, n'approchez pas de notre ennemi ! Evitez tout contact avec ce serpent !

– Calme-toi ! Calme-toi Nikétas ! répliqua Barnabé. Je regrette maintenant de ne pas t'avoir prévenu. Je comptais sur une bonne surprise. Mais toi tu la trouves mauvaise.

– Je trouve mauvais de revoir un homme mauvais.

Alors Saul intervint avec autant de fermeté que de douceur.

– Nikétas je ne te connais pas. Mais je te comprends.

Tu crois avoir devant toi Saul le persécuteur. J'étais bien celui-là ; tout ce dont tu m'accuses, je l'ai fait. Mais je suis devenu autre quand Jésus m'a terrassé. Je suis devenu Saul le disciple, quand le Seigneur en me privant de la vue m'a illuminé. Et c'est parce qu'Il m'a pardonné, qu'Il m'a guéri de ma rage, que je te demande pardon. Nous avons tous en nous l'écharde du mal et le Christ nous emploie à la charité. Nikétas, pardonne-moi le mal que je t'ai fait. Permets-moi de le convertir en bien. »

Ce bref discours nous toucha inégalement. Nikétas garda une mine renfrognée, sans répliquer. Barnabé semblait soulagé. Benjamin avait ce sourire tendre que je lui connaissais, depuis qu'il avait choisi Jésus. Et moi j'observais le protégé de Barnabé.

Il était laid. J'avais devant moi un homme petit, étroit d'épaules, la poitrine en carène. Ses cheveux étaient réduits à une couronne de pauvres frisons qui peinaient à joindre les deux oreilles. Ses traits avaient la lourdeur d'un masque de Silène. Le front était haut, les arcades des sourcils, très épaisses ; les mâchoires plus encore. Un nez large et busqué aurait semblé gouverner tout le visage, si le regard n'avait eu, à l'ombre des sourcils, tant de force, d'acuité, de lumière.

Or cet homme assez rebutant m'avait subjugué en quelques mots. Je m'émerveillais de découvrir en lui, un passé atroce, une présence si forte, un avenir aussi prometteur.

Quand Saul comprit que j'étais médecin, il me demanda de l'aide, car sur le bateau il avait été pris de convulsions. Je fis précéder l'examen par un entretien, où peu à peu ma timidité s'effaça devant les nécessités professionnelles… Mon patient me répondit avec douceur. Saul souffrait du mal sacré, dont nous savons depuis Hippocrate (et moi depuis mon apprentissage chez Démétrios), qu'il n'est pas d'origine divine. Les crises ne l'atteignaient que de loin en loin, et sans cause apparente comme c'est la règle dans cette pathologie.

Saul sembla déçu par ma prescription, fondée sur la sagesse d'Erasistrate. Manger et boire sobrement étaient dans ses habitudes. Il pensait qu'il avait fait ou faisait assez d'exercice. Cependant il voulait bien essayer les décoctions de valériane…

Mon cher Théophile, tu connais la suite. Dans mon deuxième livre t'a déjà relaté les missions de Saul, à commencer par celle qui l'emmena à Chypre où il prit le nom de Paulus, le petit, puisqu'il était « l'avorton de Dieu ». Tu sais la part que j'ai prise à ses autres voyages. J'entends dire que je n'ai pas pu l'accompagner en Cilicie, en Pisidie, en Ionie, en Macédoine, en Attique, à Malte, en Sicile et jusqu'à Rome. Je ne tiens pas à lancer une controverse. Je ne veux ni me répéter, ni me justifier. Et surtout je crois que je me suis bien assez occupé de ma personne, quand bien même j'ai pris plaisir à recréer ma jeunesse.

Je souhaite que cette évocation puisse servir à tous ceux, qui comme moi sont venus lentement au Christ.

Aujourd'hui je vois l'essentiel ; je suis Loukas, Lucius le clairvoyant : bien avant ma conversion, le Christ m'attendait. Il me préparait à servir Paul. Il m'aimait. Et mon père, Agapè, Démétrios, ont fait de moi un homme offert à Son amour.

La cure de jouvence

Le 30 août 2015.

Derrière la place Bellecour, ce campo à l'italienne, qui s'offre aux marées diurnes, la rue du Plat ne voit jamais le soleil ; elle trace une gorge, assombrie à l'est par les hautes bâtisses, que jadis le premier consul avait commandées, et à l'ouest par des immeubles d'élévation à peine inférieure. Si elle ne connaît pas l'animation de la rue Victor Hugo ou de la rue Emile Zola, elle rassemble des enseignes de bon goût, pour une clientèle aisée.

La boutique est étroite. Mais entre ses voisines, dont la devanture modeste respecte une tradition locale, elle crée la surprise. Ses boiseries vermillon semblent laquées ; ses miroirs démultipliés redistribuent un éclairage ardent. Quelques fioles seulement, rassemblées au point de fuite du décor, luisent de leurs couleurs d'ambre et de braise.

Le client semble avoir soixante ans. C'est un homme d'apparence soignée. Ses cheveux blancs, dont il rabat quelques mèches sur les golfes du front, cachent l'avancée de la calvitie. Il porte un costume de toile bleu marine, assez bien coupé qui le mincit. Sa silhouette serait presque élégante, s'il n'avait pas un ventre de notaire. Souvent, d'un geste rapide, il frotte la place de ses abdominaux, comme pour vérifier qu'une certaine fermeté résiste sous le gras. Large d'épaules, le torse encore dessiné, bien assuré sur des jambes musclées, il garde une enveloppe athlétique. Et lui seul, sans doute, sait que l'enveloppe se froisse, se plisse, se fripe.

Donner un âge au commerçant est difficile. Tantôt son visage rose et lisse, animé d'un sourire candide, est d'une évidente jeunesse. Tantôt des ombres envahissent les traits, une grimace méprisante déforme la bouche, et le teint vire au jaune hépatique avec des reflets verdâtres. Il est de taille moyenne, de carrure banale, de morphologie ordinaire. On ne le remarquerait pas dans la rue. Son regard surprend quelquefois par son intensité ; puis s'amortit dans une bienveillance toute professionnelle.

– Votre magasin est tout neuf !

– Nous avons refait les vitrines. Mais notre fonds de commerce existe depuis longtemps.

– Un ami m'a parlé de vos produits.

– Il les a essayés ?

– Non, mais il est tenté.

– Il est tenté et c'est vous qui l'envoie pour céder à la tentation.

– Je viens m'informer et j'ai beaucoup de questions…

– Questionnez cher Monsieur, questionnez. Je me ferai un devoir et un plaisir de vous répondre.

– Avant tout je voudrais savoir sous quelle forme on absorbe vos formules.

– Rien de plus simple : vous avez là devant vous une série de fioles. Chacune contient un programme très précis. Une fois que vous avez choisi, je vous propose une bonne centaine d'excipients différents, que l'on peut d'ailleurs mélanger à votre gré. C'est un point important, parce que les formules ont toujours un peu d'âpreté. Avec la gamme des parfums disponibles, vous aurez une dégustation savoureuse, je vous le garantis.

– Si je comprends bien il me suffit de vider un petit verre de votre préparation.

– C'est bien cela. Et vous pouvez consommer sur place ou à la maison.

– Les effets ne sont donc pas immédiats.

– Vous plaisantez ! Imaginez un peu le choc pour vous et pour votre entourage ! Je vous conseille d'ailleurs de commencer par une petite cure. Si l'essai vous paraît concluant, vous reviendrez me voir.

– Présentez-moi vos parfums.

– Alcoolisés ou non ?

– Parce que vous avez des formules alcoolisées...

– Bien sûr et pour tous les goûts : whisky, rhum, bourbon, vodka, gin, chartreuse verte, cognac, armagnac...

– Cela ne dénature pas le produit ?

– Absolument pas. En fait ce qui compte, c'est de vous faire plaisir : l'efficacité de nos prescriptions, si j'ose dire, en est renforcée.

– Et je suppose que du côté des fruits votre offre est sans limites

– Je ne propose pas le gratte-cul.

– Mais le Yuzu ?

– Le Yuzu et bien d'autres fruits à la mode.

– Il faudrait qu'on parle prix.

– Le prix à payer, vous le pensez bien, varie selon la...

– Pour la petite cure, dont vous parliez.

– Les trois ans ?

– Disons plutôt cinq !

– 50 000 euros, payables en plusieurs fois sans frais, si vous voulez.

– 50 000 euros !

– Réfléchissez, cela fait que 10 000 euros par année de moins. Sans vous flatter je crois que cela suffirait ; je peux vous conseiller un bon coach pour garder les avantages du soin. Croyez-moi vous êtes arrivé chez moi au bon moment… Vous auriez eu des résultats moins probants, si vous aviez encore attendu.

– Mais quelles garanties offrez-vous ?

– Ma réputation est en jeu avec chaque client et chaque client fait ma réputation.

– Est-ce que gens connus ont eu recours à vous ?

– Des artistes, des hommes politiques, des sportifs…

– Vous pourriez me donner quelques exemples ?

– Sans problème. Ma déontologie me le permet.

– Je vous écoute.

– Je ne vous entends pas.

– On m'aura censuré !

– Comment ça ?

– Ma boutique appartient à une chaîne puissante, très puissante dont elle n'est qu'un petit maillon.

– Et alors ?

– Eh bien mes dirigeants n'ont pas souhaité que je vous informe.

– Et ils ont le pouvoir de vous rendre inaudible ! A distance ! La ficelle est grosse !

– N'ont-ils pas le pouvoir de vous rajeunir ?

– Mais quel est votre rôle au juste ?

– En général dans un magasin, on trouve un

commerçant. Je suis un vendeur. Je n'ai rien inventé ni fabriqué. Tous les produits qui sont disponibles ici proviennent de laboratoires distribués dans le monde entier. Mais je ne voudrais pas vous faire perdre votre temps.

– C'est une façon polie de dire que je vous fais perdre le vôtre… J'ai pourtant d'autres questions. Le produit a des effets secondaires.

– Une légère migraine après absorption. Et quelquefois des courbatures, comme après une journée de ski. Ce qui témoigne d'un double effet, mental et physique.

– On m'a parlé d'un impact sur la sexualité.

– J'ai dit « mental et physique ». Votre sexualité dépend bien de ces deux dimensions. Avec la petite cure, vous retrouverez les moyens et les envies, que vous connaissiez il y a cinq ans. Le changement ne sera peut-être pas très sensible.

– Je vais opter pour la petite cure.

– Avec quel parfum ?

– Litchi.

– Consommation sur place ?

– Non merci. Je préfère embarquer la bouteille.

– Je vous demande quelques minutes de préparation. Voici l'extrait de jouvence de cinq ans qui vous coûtera 50 000 euros. L'excipient parfumé est gratuit ; il est issu de l'agriculture biologique.

– Et le principe actif, il est bio aussi ?

– Par définition, Monsieur, ou par essence si vous préférez.

Le 15 juillet 2016.

Depuis la sortie du métro le client traverse la place Bellecour à vive allure. Ses chaussures de sport donnent de la souplesse à sa démarche. Il porte un blouson vert céladon et des jeans. Ses cheveux, coupés courts, dégagent le front. Ils sont d'un gris soutenu, comme de l'étain bien nettoyé. La ceinture abdominale s'est réduite Le client le vérifie, chaque fois qu'il urine, satisfait à présent de voir sans le moindre effort les poils de son pubis. Il a repris des activités sportives : natation et marche. Son coach a eu beau insister, il s'est refusé à faire du jogging le week-end au Parc de la Tête d'Or, ou sur les quais du Rhône, parce qu'il déteste la foule qui s'exhibe à petites ou grandes foulées. En revanche il apprécie de croiser les badauds sur la place ; il regarde ceux qui l'intéressent avec une paisible effronterie. Il varie toutefois ses coups d'œil : pour les femmes de moins de trente ans, il n'insiste pas, conscient qu'une appréciation rapide et comme dénuée d'intentions ne peut les gêner. Pour celles qui semblent occuper la section des trente-cinquante ans, quand elles s'accordent peu ou prou à ses fantasmes, il est plus démonstratif. Il modère d'une pointe d'ironie ses messages de séduction. La vieille métaphore du pêcheur lui convient, quand il amorce, accroche, ferre, et perd son joli poisson, qui s'esquive dans une feinte indifférence.

Le soleil du matin s'est déjà emparé de la place. Le « chef d'œuvre de Lémot » brille de la tête à la queue. Les mèches de Louis XIV et la crinière du cheval sont piquetées d'escarboucles dorées, tandis que les volumes du bronze s'allègent d'une patine moirée. Sur la face ouest du monument, la Saône, couchée à l'ombre, semble modelée dans une boue alluviale. Elle a cet embonpoint qui plaisait au grand siècle. Mais le client lui trouve les seins à la fois trop ronds et trop menus.

Le client oblique vers la rue. De l'autre côté la librairie

Decitre aligne sur le trottoir des étals de livres en promotion. D'habitude le client s'arrête volontiers pour feuilleter les ouvrages, et spécialement les gros volumes consacrés à la peinture. Aujourd'hui il préfère aller droit au but et rejoindre la rue du Plat. Cependant il ralentit, pour observer les bondieuseries de chez Ange Michel. La collection des icônes, des croix en bois d'olivier, des vierges aux mains ouvertes, des chapelets de nacre, de buis ou de graines exotiques, le renvoie à des rites qu'il n'observe plus, à une foi dont il remue superficiellement les cendres, à une enfance qu'il tient à distance. Il trouve dérisoire le rapport que de pauvres âmes établissent entre ces bibelots, trop coûteux, et la vie éternelle.

La boutique est aussi rutilante que l'année passée. La poussière grasse de la ville n'a pas de prise sur elle. Ou bien un nettoyage quotidien et méticuleux lui assure une étonnante propreté. Le client note une innovation. La porte s'ouvre d'elle-même, quand il en approche.

– Bonjour, vous me reconnaissez ?

– Bien sûr et je vois que la petite cure a été efficace.

– Vous avez raison. Votre produit est excellent. Je dirais même que c'est incroyable. Chaque jour je me réjouis de l'avoir acheté, même s'il faut payer un prix…

– Raisonnable, si vous êtes satisfait !

– Ma vie a changé.

– Dans tous les domaines ?

– Du côté professionnel je me sens plus énergique. Mes collègues me le disent d'ailleurs. Je suis en forme ; j'ai la pêche ; j'ai du peps…

– Et dans la sphère privée qu'avez-vous noté ?

– Ma vie privée est bouleversée. Parfois je le regrette.

Mais cela ne dure pas. Je me suis séparé de ma femme. Trente ans de vie commune et hop ! Quand elle a découvert mes infidélités, cela lui a fait mal ; mais elle était prête à passer l'éponge.

– Et vous avez préféré casser votre mariage plutôt que de supporter son pardon et votre culpabilité.

– Sans doute. Mais il y a d'autres paramètres. Je…

– Vous hésitez à vous confier davantage. C'est pourtant une spécialité de la maison. De votre confiance, de votre confiance totale, dépend la qualité de nos traitements.

– Je vous le répète : l'expérience que j'ai faite m'a convaincu. Et je reviens prendre une autre petite cure. A moins qu'il y ait un danger à les renouveler trop vite.

– Aucun danger. Il est même possible que la seconde ne produise sur vous aucun des désagréments que je vous avais signalés. Voici une fiole de cinq ans. A vous de choisir son parfum.

– En fait j'aimerais tester le modèle supérieur, si je peux dire. Dix ans.

– Comme vous le souhaitez. Il vous en coûtera deux cent mille euros.

– Deux cent mille ! Mais c'est quatre fois plus que…

– Le rajeunissement qui vous tente est beaucoup plus profond. Votre corps et votre esprit seront modifiés dans l'intimité de leurs fibres. Une reconstruction cellulaire va s'opérer, dont votre peau, vos cheveux, la souplesse de vos artères, la tonicité de vos muscles, la ductilité de vos synapses, la vigueur de votre libido, sentiront les effets. D'ici demain, si vous le voulez, vous aurez quarante-cinq ans. Votre entourage hésitera à vous reconnaître. Vous pourrez changer de vie. Vous aurez devant vous une gamme de possibilités qui ont disparu de votre avenir. Vieillir n'est pas un drame en soi ; l'organisme s'accommode de certaines faiblesses. Mais peu d'hommes supportent la réduction de leur liberté. Oui, vieillir, c'est renoncer à choisir ; c'est accepter le chemin tracé, qu'on ne quittera plus ; c'est se refermer sur son vécu ; c'est faire le deuil peu à peu des projets.

– Vous exagérez. A mon âge on fait des projets.

– Alors, cher Monsieur, pourquoi voulez-vous rajeunir ?

– Deux cent mille euros… Il faudrait que je liquide mon assurance vie.

– J'ai carte blanche pour vous proposer un marché. Vous ne déboursez pas un centime. Et vous faites de la maison la bénéficiaire de votre contrat.

– Et mes enfants alors ?

– Vous en avez combien ?

– Deux, deux filles.

– N'oubliez pas que vous allez rajeunir et que vous aurez devant vous de nombreuses années pour reconstituer un capital, dont vos filles seront les héritières. Je vous vois réfléchir. Si, votre réflexion se déploie devant moi, comme si vous me parliez. Vous pensez qu'il n'est pas moral de spolier vos enfants et en sourdine une autre voix vous dit que vous pouvez de bien d'autres manières compenser la perte qu'elles vont subir. Je m'étonne d'ailleurs que votre femme, votre ex-femme ne figure pas dans la clause bénéficiaire.

– C'est mon affaire, ça ! Mon affaire !

– Nous parlons affaire. Soyons clairs. Quel est le montant actuel de votre contrat ? Quand l'avez-vous ouvert ? Est-il mûr ?

– Je n'ai pas vraiment envie de vous répondre.

– Pas vraiment ? Un petit peu quand même.

Reconnaissez-le.

– Je vais finir par croire que vous lisez dans mes pensées.

– Je vous l'ai dit. Je vous entends réfléchir.

– J'ai ouvert un contrat chez AFER en 2007.

– Vous pouvez donc faire des retraits sans imposition.

– Une chose m'étonne : si je modifie la clause bénéficiaire en votre faveur, qu'est-ce qui m'empêchera de puiser dans mon capital et de ne vous laisser au bout du compte que des rogatons ?

– C'est un risque à prendre. Nous verrons.

– Je suppose que je dois signer un papier.

– Un engagement en quelque sorte.

– Nous pouvons passer le contrat dès maintenant ?

– Il vous suffira de me suivre dans l'arrière-boutique. Je vais demander à une collaboratrice de tenir le magasin… Estelle ! Estelle ! ».

Quand il découvre Estelle, comme surgie d'une encoignure, le client regrette de suivre son interlocuteur. Il se promet d'engager plus tard la conversation avec cette jeune femme si attirante. D'emblée il retient la bouche satinée, les yeux d'un vert presque jaune, le teint mat et doré. La silhouette est aussi gracieuse que le visage. Dans le très long corridor chichement éclairéqu'il doit emprunter à la remorque du commerçant il garde son image comme une veilleuse.

– C'est étonnant ce couloir. Je n'aurais jamais imaginé une telle profondeur pour votre commerce.

– Le magasin s'étend jusqu'au quai et ses caves descendent au contact de la Saône. On m'a même raconté qu'un souterrain franchit la rivière et débouche, après un long circuit, devant l'église de Saint Georges.

– J'ai un copain cataphile. Cela l'intéresserait de venir

dans vos caves.

– Elles intéressent beaucoup de monde. Mais nous en réservons l'accès à nos clients. Nous allons y descendre par un escalier assez malcommode. Attention à votre tête ! La voûte est basse ! Attention à vos pieds ! Les marches sont inégales.

Après l'escalier en hélice le client et son guide débouchent dans une gigantesque salle soutenue par des croisées d'ogive. Un pavement immaculé et des murs d'albâtre reflètent une profusion de luminaires. Le client est surpris de ne pas trouver d'humidité et cette odeur de limons pourris qui caractérise les sous-sols de la presqu'île. Tout au contraire l'air est sec et parfumé à la bergamote. Le mobilier se réduit à des armoires vitrées, remplies de flacons aux lueurs sourdes et à quelques chaises dont le dossier est hérissé de petites cornes. Un bureau de ministre trône cependant sous un puits de lumière, en trompe l'œil, qui semble communiquer directement avec le soleil.

– Je récapitule et vous me dites ce qui vous gêne : vous achetez aujourd'hui une cure de dix ans ; vous ne me réglez pas la facture ; vous vous engagez simplement à modifier à notre intention la clause bénéficiaire de votre contrat d'assurance vie chez AFER. Vous signez ce document. Vous emportez votre flacon aromatisé, comme vous l'entendez. Et demain vous constaterez que vous êtes redevenu un fringant, un vaillant quadragénaire.

– Quel endroit magnifique ! Il faudrait l'inscrire dans les circuits touristiques du musée Gadagne !

– Nous ne sommes pas adeptes du tourisme. Je répète : est-ce que mes propositions vous conviennent ?

– Je sens chez vous une impatience qui me gêne.

– Dans cette maison Monsieur, qui vend des années,

des tranches de vie, nous savons prendre notre temps. Je vous laisse visiter les lieux, si cela vous tente. La pièce que vous admirez conduit à d'autres pièces admirables.

– Mais qui assure l'entretien de tout cet espace ?

– Nous avons bien d'autres collaborateurs qu'Estelle, disponibles à toutes les tâches.

– Excusez-moi je parle, je questionne. Il faut conclure.

– Je n'attends que cela…

Le 21 décembre 2017.

– Je crois me souvenir que vous vous appelez Estelle.

– Vous avez une mémoire de jeune homme.

– Pas encore. Je viens pour ça justement.

– Une nouvelle cure ?

– Votre collègue m'a dit qu'on pouvait les répéter sans crainte.

– Sans dommage physique ou intellectuel. A terme. Du point de vue affectif, c'est un plus compliqué. Ne trouvez-vous pas ?

– Expliquez-moi !

– Il est de plus en plus difficile d'aimer, quand on rajeunit, dans la mesure où ceux qu'on aime ne rajeunissent pas.

– Je ferai en sorte de ne pas avoir l'âge de mes filles. Pour ma vieille mère, il serait plus facile de m'identifier, si je retombais en enfance ! Quant à mes amis je m'arrangerai de leurs rides et de leur double menton. Mais permettez-moi de vous dire que vous avez une curieuse manière de faire la promotion de vos produits !

– Une de nos règles d'or ici est d'informer complètement le client. Nous ne voulons pas de regrets…

– Pour le moment je n'ai aucun regret. J'ai quarante-cinq ans (sauf pour l'état civil) et je me sens mieux que lorsque j'avais quarante-cinq ans. En fait la vie est un restaurant ; pour bien apprécier le menu, il faut le déguster plusieurs fois. Et depuis quelques mois je me régale. Alors voilà j'ai envie de faire le grand saut, d'acheter une formule de vingt ans, et d'avoir l'avenir que j'avais… Avec ses incertitudes, ses virtualités, ses chances. Je suis prêt à payer au prix fort. J'ai obtenu de mon ex-femme que nous vendions notre appartement. Je dispose de 350 000 euros.

– La formule qui vous attire est facturée au double.

– Attendez, attendez ! Je ne comprends rien à vos tarifs. J'ai payé 200 000 euros pour dix ans…

– Je vous rappelle que vous n'avez pas payé et que nous devons attendre votre mort pour être dédommagés.

– Mais alors avec 350 000 euros cash je peux espérer combien ?

– Treize ans, ce qui vous ramènerait à peu près à l'âge du Christ à la fin de sa vie terrestre.

– Trente-deux ans. Je voulais descendre à vingt-cinq.

– Trente-deux ans contre quarante-cinq, c'est déjà une belle descente ! Vous auriez le même âge que moi.

– C'est une perspective séduisante. Allez ! J'achète, je perds des années superflues et je vous invite au restaurant !

– Suivez-moi. Nous allons régler les formalités dans l'arrière-boutique.

Le client trouve, que le corridor qu'il emprunte en suivant Estelle, est plus long, plus sombre, plus rugueux qu'en avril. De rares appliques à trois fourches révèlent sur les murs un étrange crépi, qui évoque les villosités des tripes. Le client se met à compter ses pas ; puis il se lasse et reporte toute son attention sur le dos d'Estelle, de plus en plus net dans la source lumineuse qui jaillit au bout de ce tunnel. Tous les contours lui plaisent dans cette ombre chinoise. Il est tenté de se rapprocher, d'effleurer ses épaules ou ses hanches. Elle l'interpelle d'une voix un peu trop neutre à son gré.

– Nous avons aménagé ce couloir, pour donner à nos clients le temps de réfléchir.

– En votre compagnie la réflexion est facile.

– Je vous laisserai encore un délai dans la grande salle que vous connaissez.

– Que de précautions !

Le décor de la grande salle a été modifié. Le pavement est en ardoise d'un gris soutenu. Des filons de labradorite courent ici ou là et allument de subtiles inclusions bleues. L'albâtre des parois a laissé place à du porphyre d'un rouge éteint. Des spots soulignent les arcatures gothiques. Du puits de lumière, à la verticale du bureau, ne descend plus qu'un ruisseau écarlate. Lorsqu'Estelle installe le client devant le bureau, dans un fauteuil recouvert d'une fourrure brune, son visage perd son aménité commerciale. Le client pense tout à coup aux femmes de Gustave Moreau, solennelles, hiératiques et funestes.

Il lui importe alors de détendre l'ambiance.

– Vous avez fait des frais ici. C'est impressionnant.

– Nous avons travaillé avec un décorateur allemand qui travaille surtout pour les spectacles. Vous avez peut être vu à l'opéra, cette saison, la damnation de Faust.

– Je n'ai pas eu cette chance.

– Heinrich Leverkühn a un immense talent, quand on lui donne les moyens de s'exprimer.

– Et vous ne manquez pas de moyens !

– Je vous abandonne pendant un quart d'heure. Prendrez-vous du thé, du café, un alcool ?

– Je ne dis pas non pour un Cognac.

Un serveur apparaît aussitôt avec un plateau, la tulipe ventrue qui sied au Cognac et une serviette rouge sur le bras, tandis qu'Estelle s'éloigne rapidement sous les voûtes médiévales. L'homme est un gringalet, qu'on dirait fabriqué à l'économie. Les bras sont courts, les jambes chétives, le torse est digne d'un gamin mal nourri. Un grand front cependant écrase les autres traits, comme s'ils peinaient à trouver leur place sous ce rocher blafard. Quand le serveur s'est acquitté de sa tâche, il s'incline lentement. Et le client remarque alors ses oreilles pointues, au lobe réduit.

L'échange verbal se limite à :

– Merci.

– Je vous en prie.

Le client n'est pas un vrai amateur de Cognac. Il sait toutefois qu'il faut humer la liqueur, la faire tourner dans le verre, et admirer sa robe. Il pense qu'on lui a servi un X.O, non parce qu'il en reconnaît la finesse et les saveurs, mais parce que le standard de la maison l'exige.

Estelle l'a invitée à méditer. Il dresse le bilan de ses cures successives. Il aimerait procéder par ordre ; il se laisse envahir par ses impressions et ses souvenirs.

La réaction de son entourage continue à l'étonner. Pour sa première cure, aux résultats les moins visibles, on l'a beaucoup félicité. Les collègues de travail en particulier ont souligné à l'envi son coup de jeune, qu'ils ont mis sur le compte de vacances très réussies. Le client est professeur d'arts plastiques. Il appartient à un milieu, où les différences d'état civil n'ont pas de réelle importance. Chez les enseignants on est de pair à compagnon avec les débutants comme avec ceux qui calculent leurs trimestres pour la retraite. Par ailleurs – et le client l'a souvent constaté – on peut mentir impudemment sur sa date de naissance, quand on reste dans les limites de la vraisemblance.

Après la deuxième cure, lorsqu'il a débarqué en salle des profs, le jour de la prérentrée, certains l'ont salué, comme si de rien n'était, singulièrement ceux qui avaient le plus d'ancienneté dans l'établissement, comme s'il leur paraissait naturel de retrouver le collègue qu'ils avaient connu et dont le souvenir pouvait effacer avec force les avatars plus récents. D'autres se sont récriés, partagés entre l'émerveillement et une tangible inquiétude. A ceux-là il a parlé d'une cure thermale exceptionnelle. Les femmes l'ont entouré et lacéré de questions. Afin de garder son nouveau prestige, pour ménager un suspens, dont il pouvait tirer profit avec certaines, il a invoqué le secret, avec cette mine gourmande qui promet des révélations ou graduelles ou complètes dans un proche avenir.

Chez les élèves les rumeurs ont fait tour à tour du client le produit phare de la chirurgie esthétique, le modèle d'une pratique sportive aussi intense que salutaire, ou le cobaye béni d'une médecine californienne.

Mais au final, à mi trimestre, chacun, jeune ou moins jeune, s'est quasiment habitué. Dans ses classes du lycée le client a noté l'attention démonstrative de quelques filles, qui lui rendent des travaux avec des envois personnels, approuvent de hochements de tête ses jugements et rient, comme inondées de joie, à la moindre de ses plaisanteries.

Du côté des profs la routine scolaire est une gomme qui estompe les bizarreries. Les femmes toutefois ont gardé une certaine perplexité. Aux plus curieuses, c'est-à-dire aux plus vivantes, le client a révélé son secret par bribes, conscients que ces dames feraient ensemble une synthèse et accréditeraient ainsi sa version de pure fantaisie. L'idée de base est restée un séjour dans un établissement thermal. Il fallait ajouter de l'exotisme. Le client a parlé aux unes d'un centre au sud de la Jordanie. A telle autre il a vanté l'immersion dans les boues salées de la Mer Morte. A telle autre les onctions à la pulpe de jujube. A telle autre encore les massages à l'huile de carthame. Puis il s'est inventé un gourou, un sage puissant, qui a nettoyé son esprit et retendu son énergie, par le jeune, la méditation, l'ascèse.

Dans sa vie intime, le client, une fois que sa femme a disparu de son horizon tout neuf, n'a jamais été embarrassé par son brutal rajeunissement. Tout au contraire. Le sédentaire sexuel est devenu un nomade. Terme qu'il préfère à conquérant, non par modestie, mais par réalisme, car il s'est laissé le plus souvent conquérir. Les liaisons se sont succédé. C'est toujours lui qui a brisé les liens. Parfois il a provoqué des larmes, qui le troublaient et justifiaient aussi sa décision. Parfois il a regretté, dans sa vanité de séducteur, que sa partenaire le quitte en toute légèreté. Quoiqu'il en soit, il s'est mobilisé pour d'autres aventures avec une fougueuse curiosité, trouvant que celle qu'il ne connaissait pas avait plus d'attraits, que celle qu'il laissait au bord de sa route. Cependant il devine aujourd'hui que ce vagabondage si plaisant pourrait le lasser. Quand il aura, selon les mots d'Estelle, l'âge du Christ, il aimerait retrouver les angoisses et les délices du sentiment. Son âme aussi prendrait un bain de jouvence.

– Le cognac vous a plu ?

– Je ne vous ai pas vu venir !

– Question d'éclairage.

– Si vous le dites… Moi j'ai l'impression que vous êtes un fantôme. Et quand vous marchez, on dirait que vous flotter au ras du sol.

– Je prends cela comme un compliment.

– J'en ai bien d'autres à vous faire.

– Une autre fois, s'il vous plaît ; nous avons un contrat de vente à établir.

– Les choses sont simples pour moi. J'achète votre formule de treize ans ; je vous fais un chèque de 350 000 euros, que vous encaisserez dans une semaine, si cela ne vous dérange pas, car j'ai des dispositions à prendre avec ma banque ; je consomme le breuvage sur place ; je choisis un arôme de thé noir sucré, si possible… Pourquoi souriez-vous ?

– Je vous trouve bien déterminé.

– Vous voudriez me donner encore un temps de réflexion ?

– Non, non ! Cela me paraît tout à fait inutile. Simplement j'apprécie les clients, qui comme vous, cèdent avec élan et simplicité à la tentation.

Le 14 mars 2050.

– Tu es sûr de retrouver la boutique ? Tu aurais-pu vérifier sur le mycélium si elle existait encore.

– Nous verrons bien. Cette petite sortie ne peut pas me faire de mal.

– Méfie-toi quand même. Il fait mauvais. On a un ciel de giboulées ; le vent du nord est d'un cinglant !

Le client marche lentement et s'appuie sur le bras de sa compagne. Ils ont quitté l'hydroglisseur à la station des Célestins et la distance déjà parcourue semble éprouver les forces du vieil homme. A soixante ans il montre des signes singuliers de faiblesse. Pendant le trajet si bref sur la Saône entre Cuire et les Célestins il s'est réfugié dans le premier fauteuil disponible. Lui qui aime tant regarder sa ville, il n'a prêté aucune attention au décor urbain et pas même au nouveau pont du Change qui a reproduit dans un métal scintillant et des immeubles cristallins la grande arche détruite en 1842.

Le client a beaucoup maigri ; les médecins qu'il a consultés, ont souligné la réduction importante de sa masse musculaire. Il était bien charpenté. Désormais la charpente souffre d'abandon. Chaque jour sa compagne tente de le rassurer sur son aspect : il n'a quasiment pas de rides ; il ne perd pas ses cheveux ; il n'a pas ces fanons qui pendent au cou de tant de sexagénaires. Et quand elle aborde le chapitre de la maladie, elle est intarissable…

Le client n'est pas dupe. Il aimerait mieux avoir des rides que ce teint à la Rembrandt, blême sous la crasse des vernis. Il ne supporte pas les cernes qui maquillent ses yeux d'une mauvaise nuit. Il essaie de fréquenter le moins possible les miroirs, y compris ceux qui lui sont familiers et donc charitables, parce qu'il s'est accoutumé à l'image qu'ils renvoient. Une glace occupe tout un mur de sa salle de bains. Quand il sort de la douche, il est content que la buée la rende illisible. Depuis qu'il a perdu du poids, il est navré que ses pectoraux ressemblent à de petites méduses échouées, que son ventre, sans doute réduit, dessine un ballonnet flasque, et que ses cuisses tremblotent dans leur profil émacié.

La faculté s'est montrée incapable d'établir un diagnostic clair sur sa maladie. Il s'est soumis benoîtement aux examens les plus pointilleux. L'hypothèse du cancer a été vite balayée. Il l'a regretté au demeurant, parce que le taux de guérison est optimal pour le foie, le rein, le colon, la peau, les os, le sang. Certaines tumeurs malignes au cerveau provoquent encore des décès. Mais sa matière grise n'abrite ni gliomes ni sarcomes. Aucune MST ne s'est emparée de son organisme, pas plus le vieux Sida, inoffensif, que la nouvelle pandémie, surnommée par de piètres journalistes la vérole du siècle, responsable d'une mortalité croissante dans toutes les métropoles du monde.

Le professeur Poirier suppose qu'il souffre d'une maladie auto-immune, sans pouvoir encore préciser laquelle, après avoir rejeté une série bigarrée de pathologies. Il a failli le faire rire, quand il lui a précisé que ces infections concernaient plus les femmes et que dans certains cas elles pouvaient être liées à une hygiène trop poussée. Mais chez le client le sens de l'humour est atteint. Une espèce de rage le domine. A quoi bon, toutes ces années supplémentaires, s'il doit finir, comme si il n'était plus que l'ombre de lui-même !

Sa compagne s'alarme de son silence.

– Tout va bien ?

– Tout ? Je t'ai connu plus perspicace.

– Je trouve que tu marches mieux qu'hier.

– Le nouveau médoc peut-être. Mais j'espère m'en procurer un plus radical.

– J'aimerais assez que tu m'expliques. Tu n'as pas été très clair. Tu me parles d'une médecine alternative ; tu me dis que tu en as fait l'expérience, il y a longtemps. Tu comptes retrouver une espèce de pharmacie ou d'herboristerie, qui existait Rue du plat en 2017 ! Tu espères un coup de fouet, un coup de jeune, une guérison, après avoir absorbé je ne sais quoi.

– Tu verras bien. Nous y voilà !

Des boiseries écarlates, une vitrine étroite où les miroirs créent des perspectives aberrantes, quelques fioles, dont les liqueurs ont l'orient noir et velouté des perles tahitiennes... La boutique est fidèle à ses apparences. La respiration du client s'accélère. Sa compagne voit des gouttes de sueur qui mouillent ses tempes. L'angoisse a une odeur acide qu'elle perçoit.

– Rien ne t'oblige à rentrer là-dedans !

– Toute ma vie m'y oblige.

– Cesse de causer par énigmes !

– Comment veux-tu !? Ici, on est à la porte de l'énigme !

Excédée la compagne entre la première. Le magasin est vide. Bizarrement le client espérait retrouver au moins Estelle et plus bizarrement, telle qu'elle était, il y a trente-cinq ans. Ils attendent. De tout côté les miroirs créent un abime pour leurs deux silhouettes, dont les plus petites vacillent sur des copeaux de banquise. Le client s'efforce de fixer l'entrée du corridor, d'où quelqu'un finira par venir à leur rencontre. La compagne tourne en rond. Dans une vitrine surbaissée, qui l'oblige à se plier en deux, elle inspecte la série des flacons, de taille identique. Ils n'ont pas d'étiquette. Mais elle s'avise que leurs bouchons de cristal ont de petites encoches dignes d'une écriture chaldéenne. Quoique gênée par le silence, l'étrangeté du lieu, le malaise de son compagnon, elle admire la robe des liqueurs, des rouges de braise, des bruns de naphte, des orangé de coucher de soleil. Quand elle se relève, elle propose au client d'appeler.

– Non, je préfère aller voir dans l'arrière-boutique. Attends-moi s'il te plaît. Tu n'as qu'à prendre la chaise qui est dans le coin. De toute façon je reviens vite.

– Tu es sûr au moins de trouver quelqu'un.

– Ils n'auraient pas laissé leur boutique ouverte, si...

– J'ai de la peine à appeler ça une boutique. En tout cas je n'en ai jamais vu de pareille.

– Je pense qu'elle est unique… Au moins sur Lyon. A tout de suite !

Et le client de reprendre le corridor, si favorable à l'introspection. Cette fois il n'a pas besoin de compter ses pas, pour admettre que le cheminement est plus long que naguère. Les appliques ont changé : elles diffusent une lumière vive et des masques ont remplacé les fourches. Une guirlande de faunes souriant cache des ampoules à l'ancienne. Les inventions du design électrique n'ont pas de prise… Ici ! L'angoisse a reflué chez le client. Et c'est d'une main sèche, qu'il caresse de ci de là un museau camus et de frêles serpentins de plâtre qui courent à sa hauteur sur les cloisons. Il a beau s'en défendre, la présence de sa compagne, là-bas, au pays des miroirs, le rassure.

Quand ils s'étaient rencontrés, au cours d'une fête ratée chez d'ex-collègues, il l'avait trouvé d'emblée intéressante. Elle parlait de son métier, restauratrice de tableaux anciens, d'une manière enjouée, simple et précise. Qu'elle ne fût pas enseignante, avait de quoi le soulager. Autour d'eux les pédagos, qu'il avait supportés trop longtemps, faisaient semblant de s'amuser. En pleine régression ils chantaient aussi mal que possible des tubes qui dataient d'avant le déluge, et méritaient la chasse d'eau. Quand il lui avait signifié qu'il avait renoncé au professorat et choisi les Assurances, elle l'avait félicité de ce parcours original… Elle n'était pas son type : trop ronde, trop petite, trop brune. Il lui avait proposé une balade au Musée Saint Pierre. Il pensait le connaître intimement. Mais avec sa restauratrice il avait découvert, dans les toiles les plus prestigieuses, un trésor de détails techniques ou esthétiques, qui l'avait laissé béat.

En quelques rendez-vous, et pas seulement dans les musées lyonnais, il avait vécu, selon ses mots, un printemps sentimental. Il avait compris que toute la tendresse, qu'il avait économisée, devait s'investir en cette petite femme rondouillarde, étrangère à ses canons de beauté, mais justement accordée aux besoins de son cœur.

Aujourd'hui il se défend encore d'être tombé amoureux, au sens où l'entendent les midinettes ; il préfère penser qu'il a connu un renversement des valeurs, une espèce de séisme affectif et moral. Grâce à Nathalie il a donné un congé définitif à ses tribulations galantes. Il a préféré aux émois libertins du changement, la douceur et la sûreté.

Jusqu'à l'apparition de la maladie ils ont vécu dans une harmonie, qu'ils associaient à certains rapports de couleur chez Gauguin, à ces bleus outremer avivés d'orange feu. D'un commun accord ils ont décidé de ne pas avoir d'enfants. Le client, avec l'expérience de ses deux filles, de la même génération que sa compagne, n'a pas de regret à cet égard. Les reproches qu'il a subis, parce qu'il ne les a pas aidées financièrement, ont aigri leurs relations. Elles sont grand-mères à présent. Il continue à leur faire des cadeaux d'anniversaire, à gâter à Noël leurs enfants et petits-enfants… Cela lui suffit pour remplir des obligations de père, de grand-père et d'arrière-grand-père, où n'entre qu'une affection de protocole. Il reconnaît que son deuxième métier, gestionnaire d'actifs chez l'assureur Swiss life, lui a procuré des ressources qu'il aurait pu mieux partager. La deuxième assurance-vie, qu'il a souscrit au profit de ses filles leur donnera cependant un joli capital et peut-être le remords d'avoir vilipendé l'avarice paternelle.

Le corridor se partage dans une bifurcation. Des panonceaux et des flèches indiquent à droite : nouveaux ; à gauche : fidèles. Le client prend à gauche et arrive sur le perron d'un escalier heureusement gorgé de lumière. Trente marches et le voici rassuré de pénétrer dans la grande crypte. Le décor signé Heinrich Leverkühn a disparu. A présent le vieux calcaire de Couzon forme le dallage, le parement des murs, la garniture des voûtes. Tout se passe comme si la grande salle avait replongé dans le temps à l'époque, d'ailleurs indéterminée, de sa construction.

Trois personnes sont assises sous le puits de lumière, encombré d'une brume opalescente. Le client identifie d'abord Estelle, inchangée, belle à se damner, puis le commerçant qui lui a vendu sa première cure, enfin le serviteur gringalet. C'est lui qui prend la parole. Il a une voix de crooner, sensuelle, chaude, virile.

– Cher Monsieur, vous avez beaucoup tardé.

– Tardé ?

– Mes collaborateurs et moi-même avions parié que votre visite serait plus rapide. Tous nos clients qui ont testé nos produits sont pressés d'en racheter.

– C'est ce que je fais : j'en suis à mon quatrième passage.

– Vous êtes malade je crois et je comprends qu'une petite cure supplémentaire…

– Je ne suis pas encore décidé. Ma compagne m'attend dans la boutique et je veux cette fois demander un avis.

– Envisagez-vous un brutal rajeunissement ?

– Non, je ne veux pas la perdre.

– Elle y trouverait des avantages.

– J'ai assez joué avec moi et avec les autres.

– Donc, pour être raisonnable, vous comptez prendre

une formule de cinq ans ?

– Vous avez deviné. Mais je suppose que vos tarifs ont… Beaucoup augmenté.

– C'est une question délicate. Après trois cures, même si vous vous limitez à la plus bénigne, l'efficacité de nos produits s'émousse considérablement. C'est une préparation tout à fait spéciale et donc onéreuse, dont vous avez besoin maintenant.

– Je crains le pire. Dites votre chiffre.

– A dire vrai, mon cher Monsieur, nous ne parlerons plus de chiffres.

– Je n'ai pas d'autre contrat d'assurance vie à vous sacrifier.

– En quelque sorte si, mon cher Monsieur.

– Ma femme vous dirait que vous parlez par énigme.

– Une énigme banale monsieur, comme votre maladie, comme votre histoire, comme le mal qui travaille notre monde. Estelle expliquez à notre client qui nous sommes, et quelles forces nous représentons.

En fuyant dans le corridor le client croit entendre des rires. Les faunes rient aussi. Il trébuche plusieurs fois. Il sent que son pouls s'affole. Il ralentit son allure. Il s'arrête même et prend de longues inspirations. Lorsqu'il débouche dans la boutique, sa compagne se lève si brusquement, qu'elle renverse la chaise. Elle l'attrape par l'épaule, s'effraie du masque de peur qui colle à son visage. Il répète en la poussant dehors :

« Je t'expliquerai ; je t'expliquerai ». Mais il n'explique rien, parce qu'il éclate en sanglots. Elle l'entoure de ses bras ; elle lui caresse les joues. Il reprend « Excuse-moi ; je t'expliquerai ; allons boire un verre, un café, un cognac, ce que tu veux ». Ils quittent la rue du plat pour la rue de la Barre. Ils connaissent un établissement confortable, à l'angle du quai et de la rue de la vieille préfecture. Ils s'installent et le garçon les regarde avec compassion.

– Qu'est-ce qui se passe François ? Qu'est-ce qu'on t'a fait dans cette boutique ? Je ne t'ai jamais vu dans un état pareil.

– Je suis damné !

– Condamné ? Ta maladie ? Tu vas te laisser impressionner par les premiers venus. Le professeur Poirier…

– Non damné ! Tu crois en la vie après la mort ? Moi aussi. Eh bien elle n'est pas pour moi.

– Je ne comprends rien, mon chéri.

– Tu vas penser que je deviens fou. Je suis damné. Je ne connaîtrai pas l'au-delà. Laisse-moi parler ! En 2015 et deux fois en 2016 j'ai acheté des produits qui m'ont rajeuni… Crois-moi, par pitié. Crois-moi ! Quand nous nous sommes connus, je t'ai dit que j'avais trente-six ans. Je t'ai menti et j'avais l'habitude de mentir. Et de me mentir… Laisse-moi continuer. Aujourd'hui je paye. Les années que j'ai achetées ne me rattrapent pas, sinon je serai un vieillard grabataire et dément. Mais ils m'ont dit que ma maladie résultait de mes trois cures. Estelle a précisé que mon organisme, trop éprouvé, ne pouvait plus me défendre…

– Qui est Estelle ?

– Cela n'a plus d'importance. Le mal est fait. Jamais je n'ai pressenti dans quelles mains je tombais, quel piège se refermait sur moi, quels mensonges me ligotaient. Les miracles qui ont transformé mon corps et mon sang, m'ont aveuglé.

– Quels miracles ?

– Si tu regardais enfin ma carte d'identité, tu en conviendrais. Peu importe ! Je vais mourir bientôt…

– Le professeur Poirier m'a donné de grands espoirs. Ton nouveau médicament doit agir sous peu.

– Nathalie, je vais mourir dans deux ou trois semaines… Chut ! Ce n'est pas le plus grave. Je suis damné. Je tomberai dans le néant. Est-ce que l'on tombe d'ailleurs dans le vide ?

Quand je pense aux terreurs qu'inspirait l'enfer ! Moi je serais si content d'y trouver des diables velus, des marmites bouillantes, des monstres dévorants. Mais tous les diables et les diablesses habitent notre monde… Rue du Plat par exemple. En fait c'est simple : la damnation est une négation. Absolue ! Il n'y rien pour les damnés. Rien ni personne. Sartre, qui avait du chic pour se tromper, s'est trompé encore, en affirmant que l'enfer c'est les autres. Il n'y a personne pour les damnés ! Et les damnés ne sont plus personne !

Estelle m'a asséné cette révélation, paisiblement, comme si elle lisait le code de la route. Je vais mourir et je sais que je n'y survivrai pas.

Les étiquettes

Et le Seigneur envoya ses anges arracher les étiquettes… Il les rassembla devant lui, afin de préciser leur mission :

« Mes Chérubins, mes cherSaphins, et vous aussi mes Archanges, et toutes mes lumineuses tribus, je vous confie un gros chantier. Vous savez que les hommes s'occupent encore un peu de moi. Je les ai créés à cet effet. Et, même si aujourd'hui beaucoup me négligent, voire ignorent jusqu'à Mon Nom, il en reste assez qui chantent mes louanges, implorent mon pardon, m'adressent des prières, ou des malédictions… Oui, ceux là aussi me servent, avec leurs sacrilèges… Et les quelques vieux qui me crachent dans leurs jurons, témoignent aussi de Mon existence.

Bref, Je suis et les hommes le savent… Mais cela suffit à les diviser. J'ai longtemps supporté ces divisions. J'ai longtemps accepté que des chemins variés les conduisent jusqu'à Moi. J'ai laissé faire, laissé dire, laissé tuer… A chacun sa religion… A chacun, ses rites, ses dogmes, ses temples… A chacun son livre, son prophète, son gourou… En Moi, l'Unique convergeaient tous les élans de spiritualité, toutes les fois, et les fumées plus ou moins grasses de tous les sacrifices.

Eh bien ! J'en ai assez ! Je ne veux plus de croyants à étiquettes, plus de fidèles labellisés, plus de catholiques, plus de sikhs, plus de musulmans, de mormons, d'évangélistes, de pentecôtistes, de shiites, de sunnites, de jaïnistes, de bouddhistes, d'hindouistes, de shintoïstes, d'animistes, de Juifs, d'orthodoxes, d'anglicans, de samaritains, de calvinistes, de luthériens, de Yézidis… »

Et le Seigneur s'arrêta pour respirer. Les anges et les archanges en profitèrent. Michel, qui tenait sa lance de la main gauche, la passa à la main droite. Gabriel se gratta la tête, en prenant soin de ne pas déranger ses cheveux bouclés, coiffure qu'il avait adoptée, depuis que Fra Angelico l'avait peint sur un mur de San Marco, à Fiesole.

Raphaël bailla, selon son habitude, puisque l'éternité occupait son ennui.

Quant aux Sérubins et aux Cheraphins, rassemblés dans une joyeuse mêlée, ils commencèrent à se raconter des blagues. Mais le Seigneur reprit :

« Je vous envoie sur la terre, en masse ! Pour arracher les étiquettes dans le cœur et sur les yeux des hommes, j'ai besoin de vous tous… Il n'y a pas de grand ou de petit messager parmi vous »

Gabriel prit une mine déconfite. Ses belles lèvres, qui ont la pulpe d'un soleil levant, esquissèrent une moue. Le Seigneur réagit :

« Puisque Gabriel est mon ambassadeur usuel, puisqu'il m'a représenté auprès d'une vierge de Galilée et d'un marchand de la Mecque, je lui confie une tâche délicate. Il ira visiter le successeur de Saint Pierre, le

Souverain Pontife, l'Evêque de Rome. Il trouvera le moyen de lui inspirer une bulle définitive, avec ces mots pour commencer : Deus solus deum »

Alors Michel s'agita. Et quand Michel s'agite, des constellations perturbées s'enflamment. Le Seigneur lui sourit ; Michel remit de l'ordre dans la voie lactée…

« Tu commandes. Tu dirigeras leurs efforts. Tu t'installeras en avant poste. Le lieu importe peu. La station orbitale Mir pourrait aussi bien convenir que la colline de Fourvière. Tu me rendras compte. Et les chérubins te rendront compte. Par vos soins diligents, tous les croyants du monde, perdront leur étiquette. »

Raphaël intervint, l'air radieux, comme de juste, parce que sa seule compétence est d'irradier.

« Seigneur, si je Vous comprends bien, Vous souhaitez que les hommes Vous aiment et qu'ils ne donnent plus de nom, plus de cadre, plus d'histoire à leur amour.

Dieu le regarda longuement, sans ciller, car c'est Lui qui donne à ses archanges la splendeur et l'éclat.

« Raphaël, tu l'as dit. Les hommes doivent m'aimer sans histoire »

Un grand brouhaha s'éleva du côté des Serchubins. Ils s'exclamaient :

« – Plus d'histoire ? Pas d'histoires ! Le singulier ou le pluriel ? Il faudrait priver les hommes de leur histoire, chacun de sa trajectoire personnelle, et les peuples de leurs convulsions singulières ? C'est plus qu'un gros chantier, c'est une vilaine besogne ! Qu'est-ce qu'une religion sans histoire ? Et qu'est-ce que l'histoire sans religions ? Comment pourrons-nous rassembler nos primates préférés dans un credo unique ?

– Ruhe ! dit le Seigneur, qui, avant même la construction de la tour de Babel, était polyglotte et qui sait faire à bon escient l'usage de telle ou telle langue terrestre. Vous descendrez sur la planète ! Vous vous éparpillerez dans toutes ses contrées. Vous visiterez tous les domiciles. Et vous n'oublierez pas les mourants dans les slugs de Calcutta et les voyageurs solitaires sur leurs trimarans. Vous soulèverez les kipas, les calottes, les turbans, les étoles, les casquettes. Vous entrerez dans tous les crânes ; vous passerez par toutes les oreilles. Et Mon Esprit vous donnera la force, le souffle et le toupet nécessaires. Vous direz aux enfants circoncis et à ceux qui ne le sont pas, aux femmes voilées et à celles qui exposent leur chair, aux porteurs de crucifix, de médailles, de talismans, de grigris, d'amulettes… QUE DIEU DETRUIT LES ETIQUETTES ! »

Alors, dans un déploiement, dont les bêtes ailées rêvent, les anges et les archanges, quittèrent les cieux, non pas le bel azur et son mobilier de nuages, où les peintres les ont souvent juchés, mais la fine matière, qui permet aux étoiles de germer…

*

* *

G – Nous avons échoué, je le crains.

R – L'Omniscient l'aura déjà constaté !

G – Dieu peut-Il nous maintenir Sa confiance ?

R – Que serions-nous sans Sa confiance ?

G – Je n'ose le dire : des réprouvés, comme

R – Ne parlez pas de l'Adversaire !

G – Et pourtant c'est lui qui gagne dans le cœur des hommes…

R – Pas tout à fait, Gabriel ! Pas tout à fait ! Vous-même vous avez obtenu un véritable succès auprès du Pape. François a proclamé que Dieu n'est pas catholique. C'est vous qui lui avait suggéré cette déclaration ébouriffante…

G – Sans doute. Mais elle a suscité un affreux concert de lamentations, de protestations, de commentaires navrés. Dieu n'est pas catholique et les catholiques ne l'acceptent pas. On a traité le Saint Père de malade, de fossoyeur, d'hérétique, d'apostat, de fou, de clown, de blasphémateur. Les factions catholiques sont plus divisées que jamais et tiennent à leur double étiquetage de catholiques intégristes, catholiques traditionnalistes, de catholiques conservateurs, de catholiques libéraux, de…

R – N'en jetez plus Gabriel ! Nous avons compris…

G – Je suis très pessimiste Raphaël. Dès qu'un pas est fait en direction de l'universel, les hommes se jettent dans le particulier. Ils préfèrent à l'Etre leur singularité. Regardez les musulmans. Ils affirment avec une clarté sidérante : il n'y a pas d'autre dieu que Dieu ! Puis ils se déchaînent les uns contre les autres. Les étiquettes fleurissent : Sunnites, Shiites, Ismaélites, Kharidjites, Druzes, Alaouites…

R – N'en jetez plus Gabriel ! Nous connaissons tous les divisions de l'Islam.

G – Et nous sommes incapables d'y remédier.

R – Michel aura peut-être des solutions, lui qui a déjà

crevé le ventre du Dragon. Il va nous rejoindre. Je l'ai croisé après son voyage en France.

G – En France ! Il a choisi la France ! La fille aînée de l'Eglise qui est devenue le bastion de l'indifférence religieuse !

R – Notre ami Michel en a profité pour revoir son sanctuaire. Il m'a dit qu'il était à la fois déçu et soulagé. Déçu parce que les visiteurs pensent plus à une célèbre omelette qu'à sa victoire sur le Malin. Soulagé, parce que de grands travaux sont entrepris pour rendre au Mont Saint Michel la couronne des flots. Bientôt la mer, en toute saison, ramera son flux au bas de l'île.

G – Michel a des préoccupations bien terre à terre !

R – Terre à mer, si vous voulez. Mais il ne s'est pas contenté de faire du tourisme. Il m'a dit que la France était le laboratoire idéal pour notre mission. Faut-il vous rappeler que la République française n'a pas d'étiquette religieuse ? C'est ce qu'on appelle la laïcité.

G – Le rappel n'est pas utile. Je connais cette histoire toute récente. Et la neutralité de l'état quant aux croyances et aux cultes a sûrement favorisé les athées, les agnostiques, et plus encore tous les tièdes qui ne se soucient de Dieu qu'autour des berceaux et des cercueils !

R – Mais mon cher Gabriel si tous les hommes devenaient, comme ces français, agnostiques, nous accomplirions la volonté du Très haut.

G – Je ne crois pas. Qui est Dieu, pour les agnostiques ? Un principe, une abstraction, une justification, une explication, une espérance vague, une référence floue, une entité volatile, un spray, tiens, comme dirait le pape

François. Or le Tout puissant est une personne aimante. Vous le savez, Raphaël. A quoi servirions nous, nous les Anges si nous voletions autour d'une formule chimique et mathématique ?

R – Votre raisonnement nous mène dans une impasse. Si ceux qui refusent une étiquette, ne répondent pas aux vœux du Seigneur, pourquoi nous a-t-il demandé de détruire les étiquettes ?

G – Peut-être voulait-il nous faire comprendre que c'est impossible ! Voyez-vous Raphaël : j'ai maintenant une conviction.

R – Un Archange est à lui seul une conviction !

G – J'ai la conviction que si Dieu fonde l'identité des hommes, il faut laisser aux hommes le soin de définir l'identité de Dieu.

Cet ouvrage a été composé par Edilivre

194 avenue du Président Wilson – 93200 Saint-Denis

Tél. : 01 41 62 14 40 – Fax : 01 41 62 14 50

Mail : client@edilivre.com

www.edilivre.com

Tous nos livres sont imprimés
dans les règles environnementales les plus strictes

ISBN papier : 978-2-414-44926-2

ISBN pdf : 978-2-414-44925-5

ISBN epub : 978-2-414-44924-8

Dépôt légal : juin 2020

Imprimé en France, 2020

www.ingramcontent.com/pod-product-compliance
Lightning Source LLC
Chambersburg PA
CBHW070644041126
54327CB00009B/368
* 9 7 8 2 4 1 4 4 4 9 2 6 2 *